RECHERCHES
ET OBSERVATIONS

SUR L'EMPLOI THÉRAPEUTIQUE

DU SEIGLE ERGOTÉ.

LYON. — IMPRIMERIE DE BOURSY FILS,
RUE DE LA POULAILLERIE, 19.

RECHERCHES

ET

OBSERVATIONS

SUR L'EMPLOI THÉRAPEUTIQUE

DU SEIGLE ERGOTÉ,

Par

J.-F. Levrat-Perrotton,

DOCTEUR EN MÉDECINE, MÉDECIN DE L'HOSPICE DE L'ANTIQUAILLE DE LYON, EX-CHIRURGIEN-MAJOR AUX ARMÉES, MEMBRE DES SOCIÉTÉS DE MÉDECINE DE PARIS, LYON, MARSEILLE, DE LA SOCIÉTÉ DE STATISTIQUE DE LA MÊME VILLE, DE LA SOCIÉTÉ ACADÉMIQUE DE NANTES, ETC. ETC.

« Magis experiendo quam discendo. »

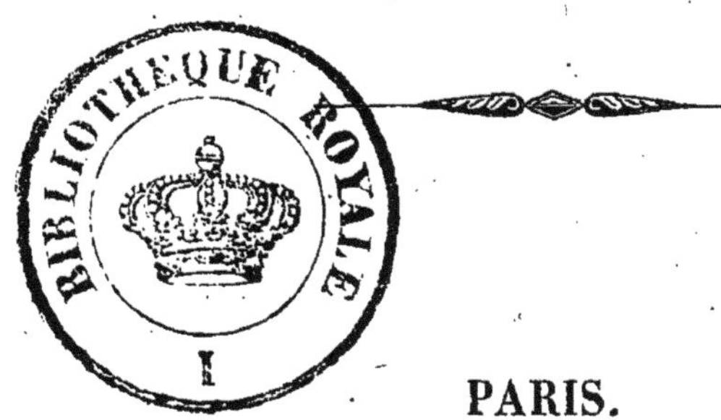

PARIS.

GERMER BAILLIÈRE, rue de l'Ecole de Médecine, 13.

LYON.

SAVY JEUNE, LIBRAIRE, QUAI DES CÉLESTINS, Nº 49.

—

1837.

RECHERCHES
ET OBSERVATIONS

SUR

L'EMPLOI THÉRAPEUTIQUE

DU SEIGLE ERGOTÉ (¹).

En 1832 je publiai des observations sur les propriétés obstétricales du seigle ergoté. A cette

(1) Etymologie : Seigle ergoté ; en latin, *secale calcaratum seu cornutum, clavus secalinus*. M. Decandolle, regardant cette dégénérescence du grain du seigle comme une espèce de champignon, l'a nommée *sclerotium clavus ; secala cornuta*, en italien ; *chambucle*, en patois lyonnais.

Le seigle ergoté conserve encore la forme du grain du seigle ; mais il est presque quatre fois plus gros. Sa couleur est d'un gris noir très-foncé ; lorsqu'il est frais, il a une petite tumeur à l'une de ses extrémités, qui est visiblement le *detritus* de la fleur de cette céréale, et que les naturalistes ont appelée *sphacélie*.

Deux analyses du seigle ergoté ont été faites : nous devons la première à Vauquelin, la seconde à M. Winkler, chimiste allemand. Le savant professeur de Paris y a rencontré un matière colorante jaune foncé, soluble dans l'alcool, une matière huileuse blanche, une matière co-

époque une discussion pour et contre cette substance, envisagée comme agent thérapeutique,
était pendante au sein de l'Académie royale de
Médecine de Paris. Deux membres de cette sa-
vante compagnie y prirent une part très-active :
M. Capúron et M. Villeneuve. Le premier voulait
qu'on le répudiât comme médicament toujours
inutile et quelquefois dangereux, le second, dont
les travaux ont jeté un grand jour sur les propriétés obstétricales de l'ergot, soutint la réputation de cette substance, en signalant les avantages qu'on pouvait retirer de son emploi dans la
pratique des accouchements.

Depuis cette époque, cette discussion a été reprise plusieurs fois dans la même compagnie,
mais les nombreux succès obtenus par l'usage de

lorante violette, insoluble dans l'alcool, un acide libre
qui paraît être de l'acide phosphorique et de l'ammoniaque libre, et une matière azotée très-putréfiable. D'après
M. Winkler, l'analyse lui aurait fait constater la présence,
dans cette substance, d'un peu de gomme, de l'osmazome,
des sels de soude et d'ammoniaque, de la fécule modifiée
et unie à une matière colorante, une huile épaisse, rousse
et légèrement âcre, et un liquide rougeâtre, d'une odeur
empyreumatique très-désagréable et d'une saveur âcre,
qui paraît être composé principalement de résine et de
matière colorante et extractive.

Jusqu'à ce jour, il a été impossible de reconnaître quels
sont les principes actifs du seigle ergoté ; on sait seulement que l'eau et l'alcool s'en emparent.

ce médicament, et dont les observations sont répandues dans un grand nombre de Mémoires et dans les Recueils périodiques de presque tous les pays, ont rendu dès lors la lutte inégale, et ici s'est réalisé cet axiome, que les raisonnements ne peuvent détruire des convictions fondées sur l'observation rigoureuse des faits.

Les propriétés obstétricales du seigle ergoté étaient connues depuis fort long-temps. Camerarius s'était assuré, en 1688, que les sages-femmes, dans quelques cantons d'Allemagne, s'en servaient pour hâter les accouchements; plus tard, en 1747, Rathlaw, accoucheur hollandais, l'employait aussi avec succès. Mais ce médicament eut, comme beaucoup d'autres, ses vicissitudes : l'abus qu'on en faisait dans quelques contrées d'Allemagne le fit proscrire, car alors il n'était manié que par des mains ignorantes et peut-être même quelquefois perverses.

A notre savant et laborieux compatriote, feu M. Desgranges, appartenait l'honneur de proclamer un des premiers, et d'une manière rationnelle, les avantages que les accoucheurs devaient obtenir de cette substance dans leur pratique obstétricale. Son génie investigateur, ses manières simples et aimables lui favorisèrent la découverte de ce nouveau remède. Jusqu'à lui, les sages-femmes qui l'employaient dans nos campagnes lyonnaises en avaient fait une espèce d'arcane; aussi, manquant de règles pour préciser les cas où son usage pouvait convenir, il dut plus d'une fois être nuisible. Le petit flacon que quelques anciens accoucheurs portaient toujours sur eux, et qui contenait une poudre grise, n'était sans doute autre chose que du seigle ergoté. Ce fut en 1777 que M. Desgranges publia ses premières observations sur les propriétés du seigle ergoté. Le crédit d'un nom aussi distingué aurait dû, ce nous semble, vaincre la répugnance que ce médicament a rencontré lorsqu'on a voulu l'introduire en thérapeutique ; il n'en a pas été ainsi, il lui a fallu plus d'un demi-siècle pour pouvoir être classé au nombre des remèdes utiles à l'art de guérir.

Les antagonistes du seigle ergoté l'ont accusé d'avoir quelquefois donné lieu à de graves accidents ; mais ces reproches peuvent être adressés à tous les médicaments doués d'une grande énergie. L'opium, par exemple, administré sous des formes variées par une main inhabile, ne peut-il pas devenir dangereux ? et cependant quel est le praticien qui consentirait à continuer l'exercice de la médecine si on le privait de ce précieux médicament ? Ne savons-nous pas tous que les agents thérapeutiques les plus actifs sont tirés de la classe des toxiques : tout le succès dépend de la manière de les employer.

On trouvera dans le nouveau travail des faits

plus nombreux que dans ma première publication, qui ne se bornait guère qu'aux propriétés obstétricales de cet agent thérapeutique. Quatre années d'expérimentation au milieu d'une pratique nombreuse en accouchements, ont dû nécessairement fixer mon opinion sur ses vertus médicinales. J'ai éclairci bien des doutes, et aujourd'hui j'ai acquis l'intime conviction que la matière médicale a trouvé dans le seigle ergoté un médicament précieux, qui, entre les mains d'un accoucheur instruit, est appelé à rendre de grands services à l'humanité.

Je dois avouer cependant qu'après avoir lu le chapitre consacré aux travaux publiés sur l'ergot, dans l'intéressant ouvrage de M. Bayle *(Travaux thérapeutiques, anciens et modernes)*, j'ai été arrêté un instant, j'ai même senti mes forces impuissantes pour accomplir la tâche que je m'étais imposée ; mais, après avoir médité plus mûrement sur cette lecture, j'ai repris courage, surtout en m'apercevant que de nombreuses contradictions laissaient encore les praticiens dans une dissidence bien évidente. J'ai aussi pensé que mon opinion pouvait être de quelque poids dans une discussion de cette nature ; une pratique de plus de vingt et une années, pendant lesquelles j'ai fait, je le répète, un très-grand nombre d'accouchements, devait du moins me le faire croire. La mémoire de feu M. le docteur Desgranges, dont les conseils et l'amitié me rendirent plus d'un service, vint aussi m'encourager dans mon entreprise.

Je me borne, dans ce nouveau mémoire, à produire des faits tirés presque exclusivement de ma pratique ; lorsque j'aurai quelques remarques théorico-pratiques à faire, je les placerai à la suite des faits qui me les auront suggérées. Je suis convaincu que, dans les sciences qui reposent sur l'observation, les faits parlent un langage plus vrai que tous les raisonnements théoriques possibles.

MM. Mérat et de Lens disent, dans leur excellent *Dictionnaire de matière médicale*, que, dans les cas où il y a pléthore et sthénie, il convient d'avoir recours à la saignée avant l'administration du seigle ergoté. Cette conduite, déjà prescrite par MM. Villeneuve, Desgranges, Chevreuil, Jackson, Prescott, etc., est tout au plus utile dans les circonstances où il y a menace de congestion vers le cerveau, et encore des faits prouvent que l'ergot devient dans ces cas, heureusement fort rares, un puissant révulsif. Cette substance va exciter un organe dont l'inertie est presque toujours liée à l'état de débilité générale de la femme ; il faut donc éviter de ne point ajouter encore à cette débilité par une saignée pratiquée intempestivement. Au surplus, nous ajouterons que, lorsque le travail marche bien et que la femme est dans des conditions heureuses pour accoucher, il n'est pas besoin d'exciter l'utérus par un agent quelconque. La première vertu de l'accoucheur, dans cette circonstance, est la patience; le temps seul terminera l'accouchement.

J'ai employé le seigle ergoté sous diverses formes ; mais je suis maintenant persuadé que c'est en poudre qu'il agit le mieux. On parvient à le réduire en poudre impalpable en le triturant avec une légère fraction de sucre blanc. Quand je puis avoir pour véhicule du bouillon de viande, je le préfère à tout autre liquide : quatre ou cinq cuillerées suffisent pour administrer chaque prise ; plus étendu, le remède agit moins bien. Cependant, lorsque l'estomac est malade, on fait infuser un gros de cette substance dans quatre onces d'eau, on édulcore avec une once de sirop de sucre, et on donne une cuillerée à bouche de cette potion toutes les dix minutes. Il convient de ne le mettre en poudre qu'au moment de s'en servir. Ce médicament, comme les céréales, s'altère en vieillissant, il faut au moins le renouveler tous les deux ans; il doit être aussi conservé avec beaucoup de soin, de manière à l'avoir toujours bien sec. On a remarqué qu'il absorbait avec une grande facilité l'humidité de l'air. Il est très-probable que, si ce médicament a quelquefois manqué à l'attente des praticiens, c'est parce qu'il avait été altéré par la vétusté ou par le peu de soin qu'on avait apporté à sa conservation. Il faut bien dire encore qu'il est sans doute des cas où il échoue, bien qu'il recèle toutes ses propriétés, parce qu'il rencontre des idiosyncrasies qui se montrent antipathiques à son action; mais je puis avancer que ces cas sont infiniment rares. Au reste, il prend la part de ce reproche qu'on adresse à tant d'autres médicaments. Ne savons-nous pas tous que le quinquina, ce puissant antipériodique, ne fait pas toujours cesser les accès de fièvre, lesquels cèdent ensuite facilement à ses succédanés; l'opium lui-même, oserions-nous soutenir qu'il est constamment sédatif du système nerveux?

Quelques accoucheurs ont avancé que l'ergot du seigle, pour jouir de toutes ses propriétés obstétricales, devait être muni de sa sphacélie. Cette opinion est dénuée de fondement, car, s'il en était ainsi, le seigle ergoté serait d'une action tout-à-fait nulle, attendu que cette même sphacélie se détache toujours très-facilement du corps de l'ergot, lorsque ce dernier est bien desséché et conservé depuis quelques mois. D'après M. Kluge, médecin de l'hospice de la Maternité de Berlin, l'ergot récolté sur l'épi du seigle a des propriétés très-énergiques, tandis que celles de celui ramassé dans l'aire sont presque nulles.

Trente-six à quarante-cinq grains, divisés en trois paquets, pour être administrés à des intervalles toujours subordonnés aux effets que produisait l'ingestion du remède, étaient les doses que j'employais d'abord, lorsque j'introduisis dans ma pratique des accouchements l'usage de cette substance. Le temps et l'expérience ayant rendu ma médication plus sûre et partant plus positive, c'est-à-dire plus rationnelle, je suis devenu plus hardi, comme on pourra s'en assurer par la lecture de plusieurs de mes observations. Aujourd'hui je donne presque toujours, dans les cas d'inertie de la matrice, vingt-cinq ou trente grains de seigle ergoté en une dose; je laisse ordinairement s'écouler demi-heure avant d'administrer une deuxième prise, et lorsque le travail avance je m'arrête à la première dose; rarement j'ai donné plus d'un gros et demi de cette substance, et je ne pense pas qu'il soit utile d'en donner davantage. Quand ce médicament est bon, cette dose est suffisante pour vaincre l'inertie de la matrice et terminer l'accouchement, s'il n'y a pas d'autres causes à son empêchement. Ce n'est pas cependant qu'une dose plus élevée puisse devenir aussi dangereuse qu'on a bien voulu le dire, puisque dans certains cas, étrangers à la vérité aux accouchements, on a donné des doses énormes de cette substance. M. le docteur Lalesque a fait prendre à des femmes, dans l'espace de vingt jours, huit à dix onces de seigle ergoté, sans que ce médicament ait occasionné l'ergotisme ni aucun phénomène grave. On sait aussi que, dans les contrées où a régné l'ergotisme, les habitants se nourrissaient d'un pain qui contenait un cinquième et quelquefois jusqu'à un tiers de seigle ergoté, et encore cette épidémie était-elle bornée à un certain nombre d'individus.

C'est ordinairement quinze ou vingt minutes après avoir été ingéré que ce médicament fait sentir son action. Les contractions, de faibles et éloignées qu'elles étaient, deviennent fortes et presque permanentes, et alors la tête descend si elle est proportionnée aux dimensions du bassin.

Prescott, Desgranges, M. Villeneuve, etc., veulent qu'on administre le seigle ergoté seulement dans les cas où le travail est languissant et dure depuis long-temps, lorsque les douleurs ont cessé, que le fœtus a franchi le détroit supérieur, et que le col utérin offre un commencement de dilatation, etc. Je ne me suis pas toujours soumis à ces règles, et bien souvent, lorsque les douleurs étaient lentes, quoique revenant très-régulièrement ; sans que pour cela l'enfant changeât de place, et la tête étant encore au détroit supérieur ou abdominal ; et sans qu'il y eût même un commencement de dilatation du col de la matrice, j'ai donné le seigle ergoté et jamais je n'ai eu à me repentir de cette conduite. Notre savant compa-

triote, tout en admettant la nécessité d'une dilatation préalable, cite, néanmoins, l'exemple d'une
femme qui, ayant pris du seigle ergoté avant que
le travail fût bien établi, accoucha très-heureuse-
ment demi-heure après. Halsam, James Prowse,
MM. Chevreuil, Michell, etc., citent des faits tout-
à-fait favorables à ma manière de voir sur l'op-
portunité et le moment où l'on doit administrer
l'agent obstétrical; et, ainsi que moi, ils le regar-
dent comme un puissant dilatateur du col utérin.

Je ne ferai point, à l'exemple de quelques praticiens, une panacée du seigle ergoté ; je me bornerai à proclamer ses propriétés dans les cas
dont ce Mémoire fournira un tableau autant fi-
dèle que possible. Je l'offre au public sans pré-
tention, et dans l'unique but d'être utile. J'ai
administré ce médicament dans presque tous les
cas indiqués par les auteurs, et notamment
contre les sécrétions pathologiques du vagin et
et de l'urètre ; mais, n'en ayant obtenu que de
très-faibles et très-rares avantages, j'y ai souvent
renoncé pour recourir à d'autres modificateurs
conseillés en pareil cas. La 62e observation con-
signée dans ce travail, prouve que cette substance
peut être quelquefois employée avec des chances
de succès. Des faits analogues à ces sortes d'affections sont rapportés dans l'ouvrage de M. Bayle
et sont dûs au docteur Bazzoni ; ils tendent

également à prouver les propriétés anti-leucor-
rhéiques du seigle ergoté.

Le seigle ergoté a aussi une action bien pro-
noncée sur le système vasculaire sanguin; il ra-
lentit la circulation. C'est sans doute d'après
cette propriété qu'on l'a employé comme succé-
dané du quinquina; je dois avouer que mes expé-
riences sur ce point n'ont pas été satisfaisantes.
Enfin, ce médicament a eu le sort de tous les remèdes au moment de leur introduction en thérapeutique. Des prôneurs exaltés croient rencon-
trer en eux des remèdes à tous les maux; le
temps et l'expérience font bientôt justice de cet
enthousiasme et de ces erreurs. Cette épreuve,
nous l'espérons, ne détruira jamais la confiance
que l'on accorde déjà aujourd'hui au seigle ergoté, parce qu'elle repose sur de nombreux
succès.

N'exagérons pas, dis-je, les propriétés de ce
médicament, n'en faisons pas un remède univer-
sel; cependant avouons qu'il est appelé à rendre de grands services aux praticiens pour la
thérapeutique des maladies des femmes, maladies dont la série est immense et dont quelques-
unes sont encore recouvertes d'un voile épais:
parce que, jusque vers le milieu du 17ᵉ siècle, les
fonctions de cet *animal vivens in altero animali,*
que nous appelons matrice, étaient demeurées
presque exclusivement dans le domaine des

sages - femmes (1). La toge doctorale s'était tenue jusque-là trop éloignée de la pratique des accouchements. Depuis cette époque, les matrones eurent d'abord pour rivaux des chirurgiens peu instruits : c'eût été cependant de dessous la toge qu'auraient dû sortir les lumières nouvelles qui devaient, plus tard, édifier cette branche importante de l'art de guérir. Peu à peu les Moriceau, les Lamothe, les Astruc, les Levret, les Baudelocque, les Capuron, etc., ne dédaignant pas l'étude de cette branche importante des sciences médicales, lui firent faire des progrès immenses. Honneur soit donc rendu à la médecine française, d'avoir la première compris sa position et ses devoirs ! Nul autre pays que le nôtre n'a fourni autant d'hommes qui aient consacré leurs veilles à l'étude des maladies des femmes et des enfants. Chez plusieurs de nos voisins, nous le dirons aussi, les médecins négligent encore aujourd'hui de se livrer à la pratique des accouchements, parce qu'ils ont conservé une démarcation chimérique et ridicule entre la médecine et la chirurgie ; ils craindraient de souiller leur robe doctorale en faisant des accouche-

(1) M. Astruc prétend que l'emploi des chirurgiens dans les accouchements ne remonte pas plus haut que les premières couches de Mme de La Vallière, en 1673. Cet accouchement fut dirigé par Julien Clément, chirurgien distingué de Paris.

ments, et cependant, il faut bien le dire, quelle autre branche de l'art de guérir offre aux praticiens plus de périls que celle qui nous occupe en ce moment? Elle peut en quelques secondes porter atteinte à la réputation la mieux établie. C'est bien ici le cas de s'écrier avec Hippocrate : *Medicus intuetur pericula, ingrata contrectat.* Mais on n'est pas médecin par calcul, on l'est par vocation.

Revenons à notre sujet, et disons que le seigle ergoté est à tout jamais placé au rang des remèdes utiles. Des milliers d'observations lui ont acquis ce droit, et beaucoup de ses adversaires de la veille sont devenus ses partisans du lendemain. Ma tâche est devenue aujourd'hui plus facile et moins dangereuse à remplir que lorsque je livrai au public mon premier Mémoire. Je dis dangereuse, parce qu'il faut avoir quelque courage pour entrer dans une voie qui est à peine tracée.

On a quelquefois mis sur le compte du seigle ergoté des accidents nerveux qui ont succédé à son emploi. Mais, avant qu'on fît usage de cette substance en thérapeutique, ces mêmes accidents n'étaient-ils pas déjà connus des praticiens? Il suffit pour s'assurer de l'exactitude de ces faits de compulser les anciens traités d'accouchements. Ce reproche est donc tout-à-fait gratuit et devient dès lors une arme nulle en faveur des antagonistes du seigle ergoté.

Quelques auteurs ont avancé que l'usage de cette substance avait causé la mort du fœtus en faisant exercer sur lui de trop fortes et de trop longues contractions utérines. Je crois qu'on a dit vrai pour quelques cas ; mais ici, lorsque l'homme de l'art a reconnu que l'action du remède est impuissante pour opérer la sortie de l'enfant, il ne doit plus attendre, il doit avoir recours au forceps, au roi des instruments, comme l'appelle M. le professeur Capuron. C'est la conduite que j'ai tenue dans plusieurs cas et dont quelques observations fourniront des exemples. Alors, presque toujours, on amène la tête, fût-elle encore enclavée au détroit abdominal, et bien plus facilement si elle est descendue au détroit inférieur. Après l'ingestion du remède, les contractions, devenant continuelles, amènent presque toujours la tête dans cette dernière position ; cet avantage est immense quand on a pu l'obtenir, et les accoucheurs savent qu'il n'est pas indifférent d'appliquer le forceps dans l'excavation du bassin, ou au détroit abdominal ou supérieur. Dans les deux cas, les contractions devenues permanentes chassent l'enfant tandis que l'opérateur exerce des tractions au moyen de son instrument, et semblent ainsi rendre plus facile cette opération.

. L'homme de bien éprouve quelque satisfaction en songeant que le seigle ergoté n'a pas d'action sur l'utérus, lorsque ce viscère est dans des conditions physiologiques. Prescott a donné à plusieurs femmes dont les règles manquaient, deux gros de seigle ergoté, sans aucun résultat. Au rapport de Stearsn, Michell, Davies et de M. Roche, plusieurs femmes ont pris d'assez fortes doses de cette substance dans l'intention criminelle de se faire avorter, sans avoir pu réussir. Un fait publié par Waller tendrait à faire croire cependant qu'une femme avorta d'un embryon de deux mois, deux heures après avoir pris du seigle ergoté; ce fait isolé n'infirme pas l'opinion généralement admise, qu'il faut qu'un commencement de travail ait lieu ou que la matrice soit dans certaines conditions pathologiques pour que cette substance agisse sur elle. Waller lui-même regarde le fait dont il donne l'histoire comme douteux, puisqu'il dit qu'il ne croit pas que le seigle ergoté exerce son action sur la matrice avant qu'il y ait un commencement de travail.

. J'aurais pu, dans ce Mémoire, entrer dans des considérations très-étendues sur les opinions controversées au sujet du seigle ergoté, rappeler tous les auteurs qui ont proclamé ses propriétés (et le nombre en est très-grand), et ceux peu nombreux qui l'ont répudié comme dangereux ; mais cette digression m'eût trop éloigné du but de mon travail qui est entièrement pratique. Peut-être même aujourd'hui beaucoup des antagonistes du seigle ergoté n'ont-ils déjà plus la même aversion pour ce médicament, parce qu'ils ont mieux observé son administration et ses effets. D'après M. Girardin, ce serait surtout aux colonies qu'il aurait fait le plus de mal. Inglebi va jusqu'à dire que les fœtus morts-nés sont très-communs en Amérique depuis que son usage s'y est répandu. De telles assertions doivent être reçues avec un doute philosophique. Pour y ajouter une foi entière, il conviendrait qu'elles fussent accompagnées de faits bien détaillés, et peut-être qu'alors on accuserait moins le remède que ceux qui l'ont employé.

Le mercure, lors de son introduction dans la thérapeutique de la syphilis, a causé souvent plus de mal que la maladie contre laquelle on l'administrait n'en eût fait si on l'eût abandonnée à elle-même; et cependant, malgré la division qui existe encore aujourd'hui parmi les médecins, ce médicament, entre les mains d'un praticien expérimenté, rend de très-grands services, et triomphe de maladies graves contre lesquelles d'autres agents thérapeutiques avaient échoué.

OBSERVATIONS

SUR L'EMPLOI

DU SEIGLE ERGOTÉ

CONTRE L'INERTIE DE LA MATRICE

DANS LES ACCOUCHEMENTS.

PREMIÈRE OBSERVATION.

Mme N......, âgée de vingt-sept ans, d'un tempérament lymphatique, est enceinte pour la quatrième fois. Cette grossesse n'offre rien de particulier; le 28 février 1831, à quatre heures du matin, elle éprouve les premières douleurs de l'enfantement. Appelé à midi, le toucher m'apprend que l'enfant se présente par le siége. Le col utérin est à peine dilaté comme le diamètre d'un écu de cinq francs; à quatre heures après midi, le travail n'a pas ou presque pas avancé; à cinq heures et demie, je cherche et parviens à rompre la poche des eaux, espérant que leur écoulement rendrait les douleurs plus énergiques; mais mon attente est déçue. J'ai dès lors recours au seigle ergoté. A six

2..

heures trois quarts, j'en administre vingt grains, dans cinq cuillerées de bouillon dégraissé. A sept heures, les contractions sont vives et chassent l'enfant d'une manière étonnante : en moins de demi-heure le tronc et les extrémités sont expulsés, et la tête s'étant un instant engagée dans l'excavation du bassin, je porte l'index et le médius de la main droite dans la bouche de l'enfant et la main gauche sur la nuque; saisi de cette manière, profitant d'une forte contraction, je l'amène avec la plus grande facilité. Il est plein de vie.

Une remarque que j'ai faite depuis la rédaction de cette observation, qui appartenait déjà à mon premier mémoire, c'est que, toutes les fois que l'accoucheur reconnaît au toucher la présentation par les pieds, les genoux ou les fesses, il doit toujours ménager les membranes de l'amnios; leur rupture prématurée active presque toujours le travail, et le fœtus est souvent chassé jusqu'au cou, avant que la matrice ait acquis son *summum* de contractions pour expulser la tête. Si l'enfant reste long-temps dans cette position, il doit nécessairement s'aspyhxier par strangulation ou par suite de la compression du cordon ombilical; dans l'observation précédente, j'ai donc eu tort de rompre prématurément la poche des eaux. Le seigle ergoté est heureusement venu à mon aide. Je conclus de tout ce qui précède que ce médicament est, dans ces diverses positions, soit que les eaux aient été évacuées spontanément ou par les manœuvres de l'art, d'un grand secours, par la propriété qu'il a de rendre les contractions utérines énergiques et presque continuelles.

—

2e OBSERVATION.

Mme V..... est enceinte pour la quatrième fois. Les trois accouchements précédents ont été laborieux et suivis d'hémorragies utérines. Le troisième a été double ; les enfants étaient très-gros : cette grossesse présente une obliquité de la matrice en avant, de telle sorte que le ventre descendait très-bas au-devant du pubis.

Trois ans plus tard, Mme V..... redevient enceinte, et cette grossesse est meilleure que les précédentes ; néanmoins l'obliquité de la matrice reparaît au-devant du pubis, le ventre forme une besace qui descend à mi-cuisse. Le 28 février 1829, à quatre heures du matin, les premières douleurs de l'enfantement se font sentir ; à dix heures j'arrive auprès de la malade : ayant pratiqué le toucher, je reconnais que la tête est encore au niveau du détroit supérieur, le col utérin est mou, et rien ne m'annonce que de fortes compressions aient été exercées sur cet orifice. Je quittai cette dame en lui annonçant que rien de particulier ne devait se passer avant la nuit, et la priai, dans le cas où les contractions deviendraient, contre mon attente, plus énergiques dans la journée, de me faire rappeler.

A cinq heures du soir, on revint me chercher; pour lors les douleurs étaient assez vives, très-longues et revenaient après de courts intervalles. Les voies génitales explorées de nouveau, je reconnais que la tête s'est un peu engagée dans le détroit supérieur, et le col utérin offrait une dilatation du diamètre d'une pièce de 6 fr. environ; à midi les eaux s'étaient écoulées spontanément et en grande quantité : pendant chaque douleur la pression sur le col utérin est très-légère. Le ventre descend très-bas entre les cuisses de la femme.

Le 1er mars, à quatre heures du matin, il ne s'était opéré aucun changement dans cet état de choses, sinon que la malade s'était très-fort affaiblie; elle demandait instamment sa délivrance. Un confrère est appelé pour me seconder, et lorsqu'ensemble nous eûmes exploré les parties, nous arrêtâmes l'application du forceps au détroit supérieur, sans toutefois nous promettre trop de succès; enfin, après avoir tiré sur notre instrument pendant quelques instants, nos efforts étant devenus impuissants, nous le retirâmes sans avoir pu faire descendre même de quelques lignes la tête de l'enfant.

Un troisième confrère nous est adjoint : dans cette réunion, nous décidons que la version est le seul moyen auquel on puisse raisonnablement avoir recours. Je me mets à l'ouvrage, et, refoulant la tête sur la fosse iliaque droite, je tâchai d'aller saisir les pieds que nous présumions placés au-dessus du pubis : nous nous étions trompés, ils étaient dans le sac que formait le ventre au-devant de cette arcade. J'échouai dans mes tentatives, et mes confrères ne furent pas plus heureux que moi. -

Cette intéressante dame est confiée à ma garde et aux seuls efforts de la nature ; mais que pouvait faire la nature chez une femme épuisée par deux jours de douleurs? Enfin, suivant ce précepte : *Melius est anceps remedium eligere quàm nullum,* j'envoyai chercher un gros de seigle ergoté, en trois paquets. A neuf heures le premier paquet est administré, dix minutes après les contractions se réveillent; à neuf heures et demie j'en donne un deuxième, et à dix heures les douleurs, devenues continuelles, amènent un enfant énorme qui n'a vécu que quelques heures.

3ᵉ OBSERVATION.

Mme M....., âgée de vingt-deux ans, taille moyenne, bien faite, d'un tempérament sanguin-nerveux, éprouve, le 26 février 1830, des douleurs pour accoucher. Enceinte pour la première fois, ne croyant accoucher que dans deux mois, et prenant les douleurs de l'enfantement pour des coliques, elle les supporte pendant vingt-quatre heures avant de me faire appeler. Par le toucher je reconnais que le fœtus se présente par la première position, par la tête, et déjà cette dernière se laisse apercevoir à travers la vulve. Au rapport de la malade, l'enfant était dans cette position depuis environ trois heures, et depuis lors les douleurs avaient cependant continué avec la même intensité. Je demeurai une heure auprès de la malade. Pendant ce laps de temps, les douleurs, quoique fortes et fréquentes, n'ayant point avancé le travail, j'administrai dans trois cuillerées de bouillon dégraissé quinze grains de seigle ergoté : vingt minutes après l'ingestion du remède, une forte douleur amena un enfant à terme et bien portant. Tout s'est passé ensuite comme dans les cas ordinaires.

4e OBSERVATION.

M**me** G....., âgée de trente-un ans, brune, d'une bonne santé, petite taille, mais bien faite, est à son quatrième accouchement; les précédentes parturitions ont été promptes et heureuses. Dans cette dernière elle éprouve les premières douleurs de l'enfantement hier dans la matinée. Aujourd'hui 8 février 1832, à trois heures après midi, je pratique le toucher et reconnais que la tête se présente par la première position et que déjà elle s'est engagée assez bas dans le détroit abdominal. Le col utérin couronne le sommet de la tête, mais pendant les douleurs on sent qu'il est peu comprimé par ce dernier. A trois heures j'envoie chercher quarante grains de seigle ergoté divisés en deux paquets. J'en donne d'abord un dans un peu de bouillon ; quinze minutes après les douleurs deviennent très-fortes. et amènent au bout de quelques instants un enfant bien portant, ayant au cou plusieurs tours du cordon ombilical. La suite de cet accouchement n'a rien offert de particulier.

5ᵉ OBSERVATION.

Mme L....., âgée de dix-neuf ans, tempérament bilioso-nerveux, bien faite, d'une bonne constitution, très-irritable, enceinte pour la première fois, a eu une grossesse des plus heureuses, pendant laquelle elle a même pris de l'embonpoint.

Le 19 janvier 1832, dans la matinée, Mme L....., éprouve les premières douleurs de l'enfantement. A midi ces douleurs n'ont pas augmenté d'intensité, et je sens, par le toucher, que le col utérin, quoique effacé en partie, est mou et peu comprimé pendant les contractions utérines. Le bassin est bien conformé et offre par conséquent toutes les conditions favorables au passage du fœtus, qui du reste se présente par la tête. Cet accouchement n'est donc retardé que parce que les douleurs ne sont pas assez énergiques. A une heure je fais préparer quarante-cinq grains de seigle ergoté, divisés en trois paquets; à une heure et demie les douleurs deviennent plus fortes; le sommet de la tête se présente à travers l'orifice vulvaire. A deux heures, le travail n'avançant pas selon mes désirs, un second paquet est administré. Dès lors, les contractions, étant devenues de plus en plus fortes, amènent à deux heures et demie une petite fille bien portante. Tout s'est passé ensuite dans l'ordre normal.

·6ᵉ OBSERVATION.

Mme R....., âgée de vingt-un ans, d'un tempérament nervoso-sanguin, bien faite, éprouve à trois heures du matin, le 28 janvier 1832, des douleurs pour accoucher. Arrivé auprès de la malade, le toucher m'apprend que la tête du fœtus se présente par la première position, et se trouve déjà engagée un peu avant dans le détroit abdominal. Le col de l'utérus est mou et peu comprimé pendant chaque douleur. A dix heures la tête a franchi le détroit supérieur et est descendue assez bas dans l'excavation du bassin pour pouvoir être aperçue à travers la vulve, à chaque contraction utérine. Cet état de choses dure jusqu'à onze heures et demie. Alors, désespérant de voir cet accouchement se terminer sans le secours du forceps, j'envoie chercher, en même temps que cet instrument, vingt grains de seigle ergoté. A midi moins un quart cette substance est administrée; à midi les contractions sont devenues tellement fortes, qu'à midi et demi l'accouchement est terminé, sans qu'il ait été nécessaire de se servir du forceps.

Rien de particulier dans la suite.

7ᵉ OBSERVATION.

Mᵐᵉ B....., âgée de vingt-huit ans, brune, petite taille, bassin bien conformé, a mis au monde sept enfants, et ses accouchements ont toujours été courts et heureux. Enceinte pour la huitième fois, sa grossesse est moins bonne que les précédentes. Comme on attribue les malaises qu'elle éprouve à la pléthore sanguine, une saignée du bras est pratiquée avec beaucoup de succès. Mᵐᵉ B....., arrivée au terme de sa grossesse le 4 février 1832, éprouve dans la nuit des douleurs assez fortes. A neuf heures je pratique le toucher et rencontre la tête de l'enfant engagée très-haut dans la filière du bassin (1). A cinq heures du soir le travail a peu avancé malgré la fréquence des douleurs. N'attribuant la longueur de ce travail, chez une femme qui a l'habitude d'accoucher après quelques heures de douleurs, qu'au défaut d'énergie de la part de l'utérus, je fais prendre à cinq heures et dix minutes vingt-

---

(1) J'ai quelquefois négligé de spécifier la position lorsque l'enfant se présente par la tête, parce que je partage l'opinion de quelques célèbres accoucheurs qui, comparant la tête à une boule, pensent avec juste raison que cette boule franchit toujours la filière du bassin, quelle que soit la face qu'elle présente, pourvu que ce dernier soit bien conformé.

cinq grains de seigle ergoté étendus dans une
tasse de bouillon ; douze minutes après l'ingestion de l'agent obstétrical, les contractions sont
plus fortes et plus longues, et à dix heures et
quelques minutes elles expulsent un enfant bien
portant, du sexe féminin.

—

8e OBSERVATION.

Le 16 mai 1832, Mme A....., âgée de trente-
six ans, d'un tempérament lymphatique, est au
terme de sa deuxième grossesse. Son premier
accouchement, qui eut lieu il y a environ trois
ans, fut très-long ; cependant, après dix-huit
heures de grandes douleurs, un enfant arriva naturellement et plein de vie.

Le 16 mai, à neuf heures du soir, Mme A.....
est prise de douleurs pour accoucher : elle re-
doute cet accouchement, parce qu'elle craint
qu'il soit aussi long que le précédent ; le 17, à
deux heures du matin, j'arrive auprès d'elle.
J'apprends par le toucher que la tête se présente ;
le col utérin a été comprimé de manière à amener une dilatation de l'étendue d'une pièce de
monnaie de trente sous. Les douleurs reviennent
souvent, et malgré cela le travail n'avance pas.
A trois heures je fais administrer dans un demi-

verre d'eau vingt grains de seigle ergoté pulvé-
risés; un quart d'heure environ après l'ingestion
du remède, les douleurs deviennent plus fortes,
et chassent, à quatre heures moins un quart, un
fœtus bien portant. La suite a été heureuse.

9e OBSERVATION.

Mme G....., âgée de vingt-cinq ans, d'un tempérament nerveux, enceinte pour la première
fois, porte le fruit de la conception jusqu'au terme ordinaire, sans avoir éprouvé de malaises
étrangers à ceux d'une bonne grossesse.

Le 5 mars 1829, les douleurs de la parturition
se font sentir et vont en augmentant d'intensité
jusqu'au lendemain. Ce jour-là, à huit heures du
matin, les eaux s'écoulent spontanément. La
tête s'est engagée successivement dans l'excavation du bassin, et assez bas pour qu'en écartant
avec les doigts la vulve, on aperçoive le sinciput.
A dix heures les douleurs ont diminué, et à une
heure elles sont presque nulles. La tête est res-
tée dans l'endroit où elle était parvenue à huit
heures. A une heure et demie je fais mettre
quinze grains de seigle ergoté dans un bouillon;
à deux heures les contractions deviennent si
fortes, qu'à deux heures et demie un enfant bien
portant avait vu le jour.

Dans l'observation précédente les contractions
de la matrice ont été visiblement réveillées sous
l'influence du seigle ergoté ; et, comme on l'a
vu, l'accouchement a été promptement terminé.
Une circonstance qui doit être aussi relatée, c'est
que le placenta a été retenu plus long-temps que
dans les cas ordinaires, retard que je crois devoir attribuer aux contractions qui m'ont paru
porter spécialement sur le col utérin ; j'ai été
obligé d'aller chercher ce corps à travers ce dernier, qui était fortement resserré sur le cordon
ombilical (1). J'ai conclu de ce fait que les contractions utérines s'étaient prolongées au-delà
de la sortie de l'enfant. La matrice réduite à l'é-
tat de vacuité est revenue assez rapidement sur
elle-même. La suite n'a rien offert d'anormal.
Ces détails étaient nécessaires, puisqu'ils sont
en faveur de l'efficacité du seigle ergoté contre
les hémorragies qui surviennent quelquefois à la
suite de l'accouchement, et qui dépendent presque toujours de l'inertie de la matrice. Mais ici
je crois qu'il convient, quand on le peut, d'administrer le remède un peu avant que le travail
ne soit achevé. Ce moyen doit surtout être employé chez les femmes qui ont eu des pertes utérines dans leurs précédents accouchements.
C'est la conduite que j'ai tenue dans plusieurs

____

(1) M. Michell a rapporté un cas à peu près analogue.

cas, dont quelques-uns sont consignés dans ce Mémoire, et je n'ai eu qu'à m'en louer. Je pense comme M. le docteur Capuron que, ce remède administré lorsque la perte a lieu actuellement, la femme a le temps de périr avant qu'il ait agi sur l'utérus. Je crois, dans l'intérêt du salut de la malade, qu'il convient d'avoir recours à des moyens dont l'action est instantanée, en un mot, à ceux que l'expérience de tous les praticiens a sanctionnés, et qui consistent à amener au dehors les caillots qui empêchent la matrice de se contracter; dans l'usage d'une potion stiptique éthérée, l'application de la glace sur l'hypogastre, et même dans l'ingestion de quelques doses d'une liqueur spiritueuse quelconque capable de ranimer la vie, qui, dans ces cas graves, semble toujours près de s'éteindre, etc. Cependant on trouvera dans ce travail des observations qui prouvent qu'on peut avantageusement associer aux moyens ci-dessus le seigle ergoté.

10e OBSERVATION.

Mme N......, âgée de trente-sept ans, mère de trois enfants, produit de trois accouchements très-heureux et d'un travail très-prompt, éprouve, dans la soirée du 12 mars 1835, les premières douleurs d'un quatrième accouchement. Le 13, à deux heures du matin, je suis appelé : le toucher m'apprend qu'une très-grande dilatation utérine a lieu ; la tête de l'enfant plonge dans l'excavation du bassin. A cinq heures la tête est couronnée au sinciput par la vulve. Les douleurs sont faibles et peu expulsives. Cette position dure jusqu'à sept heures et les douleurs semblent diminuer au lieu d'augmenter. A sept heures et quart je fais passer trente grains de seigle ergoté ; vingt minutes après l'ingestion du remède une forte douleur survient, et à huit heures moins un quart un enfant mâle bien portant voit le jour.

La suite de cet accouchement n'a rien présenté de particulier.

11e OBSERVATION.

Mme B....., âgée de vingt-deux ans, d'un tempérament nerveux-sanguin, enceinte pour la première fois, a eu une assez bonne grossesse. Le 30 décembre 1833, dans la nuit, elle ressent les premières douleurs de l'enfantement. Les douleurs sont de peu de durée et reviennent à de courts intervalles ; cet état dure jusqu'à la nuit suivante. A dix heures, il n'y a aucun changement ; on se décide néanmoins à me faire appeler, parce qu'on pense que les manœuvres de l'accoucheur hâteront le travail.

Par le toucher, je m'assure que le col utérin est affaissé et présente une ouverture grande comme un pièce de cinq francs. A une heure après minuit, point ou presque point d'augmentation dans la dilatation utérine ni dans les douleurs. Alors je fais passer trente grains de seigle ergoté dans une demi-tasse de bouillon; vingt minutes environ après l'ingestion du remède, les douleurs sont plus rapprochées et plus longues. Enfin à deux heures un enfant mâle bien portant arrive au monde.

Rien d'anormal dans la suite.

12e OBSERVATION.

Mme M....., âgée de vingt-sept ans, d'une bonne constitution, haute stature, est accouchée heureusement il y a environ dix-huit mois d'un enfant bien portant, après un travail long qui nécessita l'emploi du seigle ergoté.

Les premières douleurs de son second accouchement ont lieu dans la journée du 22 mars 1835; elles durent jusqu'à huit heures du matin du 23, sans avancer le travail. Le toucher m'apprend que le col est dilaté comme une pièce de cinq francs; il est mou et peu comprimé à chaque contraction de l'utérus. La malade me rappelle que dans son premier accouchement elle avait été dans une position semblable, mais on lui fit avaler une poudre qui lui donna des douleurs plus intenses, lesquelles la firent accoucher bientôt après. A huit heures et demie je fais passer trente grains de seigle ergoté dans une demi-tasse de bouillon. Vingt minutes après l'ingestion du remède les douleurs deviennent presque continuelles, et à dix heures moins quelques minutes un enfant bien portant voit le jour au grand étonnement de la malade et du médecin : car j'avoue que mes prévisions déduites du toucher ne me faisaient pas espérer une délivrance aussi prompte ; j'avais d'abord annoncé que cet accouchement ne devait se terminer que dans la soirée. Tout s'est passé dans la suite très-naturellement

—

13ᵉ OBSERVATION.

Mme G....., âgée de vingt-huit ans, d'une faible constitution, est mère de trois enfants, produit de trois accouchements qui ont été heureux et prompts et qui eurent lieu d'année en année. Enceinte pour la quatrième fois, cette grossesse est plus pénible que les précédentes. Le 31 octobre 1832, elle éprouve les premières douleurs de l'enfantement. J'arrive à cinq heures auprès de la patiente. Le toucher m'apprend que les eaux sont écoulées et que l'enfant se présente par le siége. A cinq heures et demie les contractions utérines sont très-faibles et le temps ne les augmente pas ; la quantité d'eau évacuée a été considérable; l'appartement en a été inondé. Ces circonstances me font présumer qu'il y a inertie de l'utérus, et ce pronostic doit me faire craindre que la lenteur du travail ne fasse périr l'enfant, la tête pouvant rester trop long-temps engagée dans la filière du bassin, après la sortie des extrémités et du tronc. Pour obvier à cet état de choses, je fais prendre à six heures vingt grains de seigle ergoté en poudre. Vingt minutes après l'ingestion du remède les douleurs deviennent très-fortes, et j'amène avec la plus grande facilité, à sept heures moins un quart, un enfant du sexe féminin bien portant. Le placenta est venu quelques minutes après l'enfant, et, la matrice s'étant contractée aussitôt après, tout s'est passé ensuite naturellement.

14ᵉ OBSERVATION.

Position par la face.

Dans le mois de mai 1835, je suis appelé par un confrère pour l'aider à terminer l'accouchement de Mᵐᵉ D..... dont l'enfant présentait la face. Cette dame était déjà mère de deux enfants, et ses deux premiers accouchements avaient été très-longs : le premier enfant fut amené mort.

Depuis trois jours elle était aux douleurs lorsque j'arrivai auprès d'elle, et mon confrère, praticien habile, désespérant de voir terminer cette parturition, voulut alors s'aider des lumières d'un confrère, autant pour sa propre satisfaction que pour tranquilliser la famille de la malade qui commençait à s'inquiéter de la longueur du travail.

A six heures et demie du matin nous explorâmes les parties et nous reconnûmes la position que nous avait annoncée notre confrère. La tête était engagée au détroit abdominal. Après quelques minutes de délibération, la question de version par les pieds ayant été agitée et rejetée, nous nous arrêtâmes à l'emploi du seigle ergoté. A sept heures moins un quart trente grains de ce médicament sont administrés, et vingt minutes après les douleurs, étant devenues plus énergiques, amènent, un peu avant huit heures, un enfant bien portant.

Rien d'anormal dans la suite, si ce n'est moins de coliques qu'à la suite de son précédent accouchement.

—

15e OBSERVATION.

Mme D....., âgée de vingt-cinq ans, d'un tempérament lymphatique, enceinte pour la première fois, porte le fruit de la conception jusqu'au terme naturel sans avoir été notablement fatiguée. Le 3 juin 1834, dans la matinée, elle éprouve les premières douleurs de l'enfantement. Cet état reste stationnaire presque toute la journée; à dix heures du soir je pratique le toucher. L'enfant se présente par le sommet de la tête; le col utérin offre une dilatation de la grandeur d'une pièce de trente sous; les douleurs sont faibles et reviennent à de longs intervalles. Je quitte la malade et annonce que, le travail étant très-lent, l'accouchement ne se terminera que le lendemain. A minuit je suis rappelé d'après l'avis d'une des gardes de la malade, qui pense que ma présence pourra hâter l'accouchement. De retour auprès de Mme D....., je ne trouve aucun changement. Me trouvant d'habiter à une grande distance de cette dame, j'attends quelques heures auprès d'elle; mais, le travail ne paraissant pas toujours faire des progrès, à deux heures j'envoie chercher cinquante grains de seigle ergoté pulvérisé, divisés en deux paquets. Un premier paquet est administré. Vingt minutes environ après, les douleurs deviennent plus fortes. La dilatation étant cependant peu avancée, je n'attendais pas du remède une action bien prompte, aussi m'étais-je endormi sur un pliant. La seconde prise fut donnée sans mon avis demi-heure après la première, pendant que je dormais; quelques instants après, les cris de la malade m'éveillèrent, je m'approchai d'elle, et à ma grande satisfaction je trouvai la tête engagée dans la vulve. L'accouchement se termina au bout de quelques minutes.

Tout s'est passé ensuite naturellement.

16e OBSERVATION.

Position par la main et le siége.

Le 24 juillet 1835, je fus appelé par M. C....., officier de santé à La Croix-Rousse, pour l'aider à terminer l'accouchement de Mme B....., enceinte d'un primipare; cette dame, âgée de trente ans environ, me parut bien constituée; sa grossesse avait été heureuse.

Dans la journée du 24, à midi, les premières douleurs assez aiguës de l'enfantement se firent sentir. L'accoucheur ordinaire apprit bientôt par le toucher que l'enfant présentait le siége et l'une des mains. Les eaux s'étaient écoulées en grande quantité quelques instants après les premières douleurs. A cinq heures j'étais auprès de la malade : nous convînmes avec M. C..... qu'il fallait attendre et que la position serait bientôt tout-à-fait par le siége, déduisant ce pronostic de cette loi de physique qui permet que de deux corps égaux en nature et en densité gravitant en même temps, le plus lourd descende le premier.

Comme les douleurs étaient devenues lentes et peu expulsives, nous fîmes prendre, espérant les réveiller, trente grains de seigle ergoté en poudre. Ce moyen répondit à notre attente, et au bout de moins d'une heure après l'ingestion du remède un gros enfant était au monde, mais il a succombé en naissant.

Nous ne pensons pas qu'on doive attribuer la mort de cet enfant à la longueur du travail et aux manœuvres qu'on a dû exercer sur lui, mais bien au peu de vitalité dont il était gratifié. Ici comme dans bien d'autres cas le seigle ergoté pouvait, loin de donner la mort, hâter la délivrance, et, partant, s'opposer à l'asphyxie par la compression prolongée du cordon ou par strangulation.

—

17ᵉ OBSERVATION

Mᵐᵉ C....., âgée de vingt-quatre ans, est enceinte pour la troisième fois. Son premier accouchement fut très-naturel, mais, immédiatement après la sortie du délivre, une perte épouvantable menaça ses jours; pendant près d'une heure, des syncopes longues et effrayantes accompagnèrent cet accident.

Au bout de dix-huit mois, nouvel accouchement; cette fois, nous rappelant la perte qui avait suivi le premier accouchement, nous faisons passer, un peu avant la fin du travail, vingt-cinq grains de seigle ergoté en poudre très-fine, et l'accouchement est bientôt terminé; tout se passe ensuite comme dans les cas ordinaires.

Le 22 octobre 1834 est le terme de sa troisième grossesse. Dans la nuit du 21 au 22, elle ressent les premières douleurs de l'enfantement; elles sont faibles et reviennent à de longs intervalles. Ses deux premiers accouchements s'étant terminés au bout de quelques heures de travail, et ce dernier se prolongeant jusqu'à l'entrée de la nuit suivante, Mᵐᵉ C..... s'inquiète de sa position, qui, dit-elle, lui fait craindre une perte comme dans son premier accouchement, perte à laquelle elle craint de succomber. A six heures les douleurs sont toujours faibles et peu expulsives, néanmoins la tête est couronnée par le col de l'utérus. Je fais prendre à six heures et quart trente grains de seigle ergoté. Vingt minutes après l'ingestion du remède une forte douleur pousse la tête dans la vulve. Bientôt après, une seconde douleur amène la tête au dehors et l'accouchement est terminé.

La suite n'a rien présenté d'anormal.

18e OBSERVATION.

Sur la fin du mois d'octobre 1833, je fus appelé, en l'absence de M. le docteur B....., auprès de Mme D....., âgée de quarante ans environ, et d'une bonne constitution; elle éprouvait les douleurs d'un sixième accouchement. Au toucher je rencontrai la tête engagée au détroit supérieur; le col est mou, assez dilaté, enfin tout annonce une prompte délivrance. Mais Mme D..... me dit qu'il en est de même à tous ses accouchements, d'après le dire de son accoucheur, et que malgré cela elle avait ordinairement pendant trois jours des douleurs plus ou moins fortes. Il y a déjà dix heures qu'elle souffre de celui-ci. Toutes les circonstances réunies ne me laissent aucun doute sur la cause de la longueur de ce travail ; j'en accuse l'inertie de la matrice. A neuf heures du matin je fais prendre trente grains de seigle ergoté qui provoquent au bout de quinze minutes de fortes douleurs, et à dix heures et demie un enfant bien portant voit le jour, à la grande satisfaction de la malade qui croyait avoir encore au moins trente-six heures de souffrances.

Rien de particulier dans la suite.

—

19e OBSERVATION.

Mme C......, âgée de vingt-sept ans, d'une petite taille, bien faite et jouissant habituellement d'une bonne santé, enceinte pour la première fois, ressent dans la matinée du 9 novembre 1833 les premières douleurs de l'enfantement. A neuf heures du soir je reconnais au toucher une dilatation grande comme une pièce d'un franc ; la tête est à peine engagée au détroit supérieur. Les douleurs sont fortes et reviennent à de courts intervalles. A onze heures la dilatation n'a presque pas augmenté ; cependant à chaque douleur la poche des eaux est fortement poussée sur le col utérin. Au moment où avec l'index je cherchais par des mouvements circulaires à aider la dilatation de cet orifice, je rompis involontairement les membranes de l'amnios, et au même instant une quantité prodigieuse d'eau s'évacua. Une heure après les douleurs deviennent plus intenses, sans que pour cela le travail paraisse avancer davantage. Je me décide alors à donner vingt-cinq grains de seigle ergoté dans quelques cuillerées d'eau sucrée. Demi-heure après, les contractions sont plus fortes et la dilatation fait des progrès; une prise du même remède, égale à la première, étant encore administrée, l'accouchement est terminé à quatre heures et demie du matin.

La suite n'a rien offert d'anormal.

20e OBSERVATION.

Mme V....., âgée de vingt-deux ans, bien faite, primipare, ressent, dans la soirée du 5 février 1857, les premières douleurs de l'enfantement. A une heure après minuit, j'étais auprès d'elle. L'enfant se présente par la première position, par la tête; le col est effacé, les douleurs sont courtes et faibles, mais elles sont fréquentes. Cet état ne change presque pas, jusqu'à six heures du matin; la tête est cependant très-engagée et plonge dans l'excavation du bassin, et les douleurs, au lieu d'augmenter, semblent être moindres que dans la nuit. A quatre heures, j'avais proposé une prise de seigle ergoté que la malade avait refusée, sous le frivole prétexte que ce remède pourrait lui faire mal. Les douleurs n'avançant pas le travail, elle se décide enfin à prendre trente grains de la poudre obstétricale, et, au bout de vingt minutes, les contractions, étant devenues continuelles, expulsent une grosse fille bien portante. La sortie de l'enfant a été suivie de quelques gros caillots de sang et de quelques maux de cœur; mais, la matrice s'étant bientôt contractée, ces accidents n'ont pas eu de suite. Néanmoins, je suis à peu près convaincu que si on n'eût pas administré à cette dame le seigle ergoté, on aurait eu à redouter une métrorrhagie.

Les cinq observations suivantes offrent des cas d'application du forceps, après l'administration du seigle ergoté.

21e OBSERVATION.

Mme P....., d'un tempérament lymphatique, âgée de vingt-quatre ans, est enceinte pour la première fois; sa grossesse est heureuse. Le 24 fé-

vrier 1830, elle commence à éprouver les premières douleurs de l'enfantement, douleurs qui
sont d'abord très-légères. L'enfant se présente
par la face : ce n'est qn'au bout de quarante-huit
heures, c'est-à-dire dans la nuit du 26 au 27,
que de fortes contractions font croire que le travail amènera bientôt la délivrance. Les douleurs
avaient déjà duré dix heures, qu'à peine elles
avaient opéré une dilatation capable de recevoir
trois doigts. Enfin, le travail restant stationnaire,
après plusieurs heures d'expectation, je demande
un confrère en consultation; on me désigne mon
confrère et ami M. le docteur Brachet, médecin
de l'Hôtel-Dieu et de la prison de Roanne : après
avoir reconnu avec lui que l'enfant se présente
par la face, et que le bassin de la malade est bien
conformé, nous pensons que l'accouchement est
retardé parce que les contractions de la matrice
ne sont pas assez énergiques. Pour obvier à cet
état de choses, nous conseillons le seigle ergoté.
Trente-six grains de cette substance sont prescrits et administrés, par prises de douze grains,
de vingt minutes en vingt minutes. La troisième
prise venait d'être ingérée, lorsque les contractions deviennent plus fréquentes et plus expulsives, et au bout d'une heure et quart la face est
engagée dans l'excavation du bassin. Le col utérin est entièrement effacé, la bouche se montre
à travers la vulve, et le menton est placé derrière

l'arcade du pubis. Les contractions de la matrice, quoique toujours fortes et souvent répétées, n'ayant point terminé le travail, nous pensons qu'il serait imprudent d'attendre plus longtemps sans exposer la vie de l'enfant; nous appliquons incontinent le forceps, et amenons, avec la plus grande facilité, un enfant bien portant.

Il ne s'est rien passé d'anormal, pendant les trois jours qui ont suivi cet accouchement laborieux. Au moment de la congestion laiteuse, une éruption miliaire s'est manifestée, accompagnée de beaucoup d'élévation dans le pouls, avec douleur et gonflement des doigts. J'avoue que ce dernier symptôme, que je n'ai vu survenir que cette seule fois à la suite de l'emploi du seigle ergoté, me causa d'abord d'assez vives inquiétudes; je crus entrevoir le prodrome d'une gangrène sèche, de l'ergotisme en un mot; mais, heureusement, j'en fus quitte pour la peur, puisque cet état se dissipa complètement au bout de deux jours. La convalescence arriva bientôt après.

22e OBSERVATION.

Mme P....., âgée de trente ans, est déjà mère de trois enfants, produit de trois accouchements laborieux. Après plusieurs jours, de douleurs on a toujours été forcé d'avoir recours, pour terminer ces accouchements, à la version ou à l'application du forceps. Enceinte après quatre années de repos, elle a une grossesse pénible qui nécessite l'emploi de plusieurs médications, et, entre autres moyens, une saignée du bras. Enfin, arrivée au terme de cette quatrième grossesse, elle éprouve, dans la soirée du 5 septembre 1835, les premières douleurs de l'enfantement. Le 6, à six heures, j'étais auprès de la malade. On m'annonce que la nuit a été pénible, mais que, les douleurs n'étant pas très-fortes, on n'a pas cru devoir me déranger plus tôt. Par le toucher, j'apprends que la tête est encore engagée au détroit abdominal; le col dilaté comme un écu de six francs est mou et peu comprimé à chaque douleur. Instruit de ce qui s'est passé dans les accouchements précédents, je fais administrer, à six heures et demie, une première prise de trente grains de seigle ergoté; demi-heure après, les douleurs sont plus vives et plus longues; à sept heures et demie, une deuxième prise de la même dose est encore donnée; à huit heures, les douleurs augmentent encore et, malgré cela, la tête, explorée, reste engagée dans le détroit supérieur; néanmoins elle est un peu descendue, et l'orifice utérin a acquis une dilatation au moins triple de ce qu'elle était au moment de mon arrivée auprès de la malade. A neuf heures, les douleurs, quoique très-intenses, n'ayant pas amené de changement notable, je me décidai à terminer l'accouchement par le forceps. Après avoir éprouvé quelques difficultés, je plaçai mon instrument et amenai la tête à la suite de tractions qui durèrent à peine quelques secondes; l'enfant était plein de vie. J'avoue que la position de la tête, qui était très-haute, me donnait des craintes sur le succès de mon opération; ces craintes étaient d'autant mieux fondées, que chez cette dame, dans un autre accouchement, on avait été obligé, ayant appliqué le forceps, de retirer cet instrument pour avoir recours à la version.

Ici, j'ai compris de nouveau et je répète ce que j'ai déjà dit dans l'exorde de ce travail, que l'emploi du seigle ergoté a non-seulement favorisé l'engagement de la tête autant bas que possible dans le détroit abdominal, mais qu'il m'a encore beaucoup aidé en excitant de fortes contractions utérines pendant que j'exerçais des tractions sur la tête de l'enfant avec mon instrument. J'appellerai sur ce point de pratique obstétricale toute l'attention des accoucheurs.

23ᵉ OBSERVATION.

Mᵐᵉ P....., âgée de vingt-deux ans, d'un tempérament lymphatique, d'une belle taille, d'un embonpoint remarquable, est enceinte d'un premier enfant. Arrivée le 2 mars 1833 au terme de sa grossesse, elle commence à ressentir quelques douleurs, qui, d'abord légères, deviennent de plus en plus fortes. Je vois la malade dans la matinée du 3, à sept heures ; le col offrait une dilatation grande comme une pièce de trente sous ; à huit heures, cette dilatation a peu augmenté ; à neuf heures, je prescris un gros de seigle ergoté divisé en trois prises égales pour être administrées de demi-heure en demi-heure. Les deux premières sont rejetées par le vomissement, la troisième, n'étant pas rendue, augmente les contractions utérines d'une manière notable, et la tête descend dans l'excavation du bassin ; mais, parvenue là, elle ne bouge plus. Après avoir attendu vainement pendant une heure et demie, j'applique le forceps et j'amène avec facilité une petite fille pleine de vie. La suite a été bonne.

24ᵉ OBSERVATION.

Mᵐᵉ C....., âgée de vingt-deux ans, d'une heureuse constitution, bien faite, basse stature, ressent, dans les premiers jours de janvier 1833, les premières douleurs d'un premier accouchement. Après vingt-quatre heures de durée, elles plongent la tête du fœtus dans l'excavation du bassin, mais arrivée là, elle y reste enclavée. A cinq heures du matin, je donne vingt-cinq grains du remède obstétrical; à six heures, pas de changement ; une deuxième prise égale à la première est encore administrée. Cet agent, malgré les contractions fortes et continuelles qu'il a provoquées, n'ayant pas fait avancer la tête d'une ligne, à huit heures j'appliquai le forceps et amenai avec la plus grande facilité un enfant mâle bien portant. Tout se passe ensuite comme dans les cas ordinaires.

25ᵉ OBSERVATION.

Le 1ᵉʳ novembre 1833, je suis prié de diriger l'accoucheuse de Mᵐᵉ C....., âgée de trente-six ans, d'une très-forte constitution, enceinte d'un primipare. Sa grossesse n'a rien présenté d'insolite à cet état. A huit heures du soir, le col de la matrice est mou et dilaté comme une pièce de cinq francs; à onze heures, les douleurs ne revenant qu'à de longs intervalles et étant peu intenses, je fais passer trente grains de seigle ergoté qui les augmentent un peu; à une heure après minuit, les choses n'étant pas ou presque pas changées, nouvelle prise de vingt-cinq grains qui réveille assez les conctractions pour pousser après quelques instants la tête dans l'excavation du bassin. La matrice est renversée derrière l'occiput. La tête, arrivée dans cette dernière position, reste immobile. Les contractions ont diminué d'intensité. Je ne pense plus qu'on doive revenir à l'emploi du seigle ergoté ; cette indication, dis-je, est changée. Je crois qu'il est toujours dangereux en médecine de se passionner pour un agent thérapeutique, ou bien pour un système qui proclame une théorie nouvelle et exclusive : le praticien éclectique est plus raisonnable, il prend avec réserve dans l'un et dans l'autre ce qu'il croit utile à l'exercice de sa profession.

Dans le cas présent le forceps était devenu l'œuvre de salut pour la mère et l'enfant : nous y eûmes donc recours, et au moyen de cet instrument, nous amenâmes à quatre heures du matin, avec la plus grande facilité, un gros garçon bien portant. Tout s'est passé dans la suite très-naturellement.

Ici se terminent les observations qui ont pour but de prouver l'efficacité du seigle ergoté, dans les cas d'empêchement de l'accouchement par l'inertie de la matrice. Comme on vient de le voir, c'est toujours par l'ingestion dans l'estomac que j'ai administré ce médicament. Cependant, si cette voie était impossible, soit à cause du vomissement ou de la trop grande répugnance de la malade, alors on pourrait l'injecter dans le rectum, comme l'ont conseillé quelques auteurs, et notamment notre savant feu M. Desgranges. Je ne ferai aucune réflexion sur ce dernier mode d'administration, attendu que je n'y ai jamais eu recours : je me borne à l'indiquer, afin de rendre autant complet que possible le travail que je publie aujourd'hui.

Emploi du seigle ergoté dans les cas de convulsions puerpérales.

26e OBSERVATION.

Mme B....., âgée de vingt-cinq ans, d'un tempérament éminemment nerveux, est enceinte pour la deuxième fois; sa grossesse a été assez heureuse. Le 6 juin 1834, dans la nuit, elle éprouve les premières douleurs de l'enfantement.

Je suis appelé dans la matinée; le toucher me fait espérer que l'accouchèment sera heureux. L'enfant présente le sinciput. Le travail marchant lentement, je ne juge pas nécessaire de rester encore auprès de la malade. Je la quittai incontinent, lui promettant de la revoir à quatre heures, c'est-à-dire six heures plus tard. A ma seconde visite, je ne trouvai pas de changement notable. Le col est à peine dilaté comme une pièce de vingt sous. Il y a une surexcitation nerveuse très-grande, qui porte d'abord sur l'organe visuel. Mme B..... prétend ne plus y voir, elle éprouve des vertiges; je me hâtai d'envoyer prendre chez le pharmacien le plus rapproché de nous, cinquante grains de seigle ergoté bien pulvérisé, divisés en deux paquets; j'en administrai de suite un paquet. Vingt minutes après avoir pris la poudre obstétricale, les douleurs sont plus fortes, les éblouissements sont les mêmes. Je prends mes précautions pour que, si les convulsions se déclarent décidément, mon forceps soit sous ma main. A six heures, je fais passer l'autre prise d'ergot égale à la première. Les contractions utérines deviennent dès lors continuelles et chassent, à sept heures, une petite fille pleine de vigueur et de santé.

Je suis bien convaincu que l'emploi du seigle ergoté dans le cas qui précède, en rendant les contractions de la matrice plus énergiques, a empêché le *raptus* cérébral et les convulsions qui

en auraient été l'inévitable conséquence. Ici une
véritable révulsion a eu lieu : toutes les forces
vitales se sont dirigées vers l'appareil utérin et
ont pleinement justifié cet axiome d'Hippocrate :
*Duobus doloribus simul obortis vehementior alte-
rum obscurat.*

27e OBSERVATION.

Mme J....., âgée de vingt-quatre ans, d'un tempérament nerveux, accoucha, il y a environ quatre ans, de deux gros enfants. Cet accouchement
fut laborieux : au moment où le travail semblait
devoir se terminer, des convulsions violentes avec
perte de connaissance se manifestèrent. On eut
aussitôt recours aux dégorgements sanguins par
la lancette et à l'accouchement artificiel : ces
moeyns sauvèrent cette jeune dame d'une mort
qui nous parut un instant imminente. Les deux
enfants furent amenés pleins de vie.

Deux ans après, Mme J..... redevient enceinte,
et, le 20 août 1830, elle ressent les premières
douleurs de l'enfantement. Le fœtus présente la
tête, le col est mou et dilaté; mais les douleurs,
quoique fréquentes, avancent peu le travail, et
la malade se plaint de vertiges et de quelques
malaises portant spécialement sur les nerfs. Crai-

gnant le retour des convulsions formidables que nous avions observées au premier accouchement, je pensai qu'en rendant les contractions plus énergiques, ces dernières opèreraient une révulsion salutaire sur l'appareil de la génération, et éviteraient ainsi la congestion cérébrale et les phénomènes graves qui l'accompagnent. Pour remplir cette indication, j'administrai vingt-cinq grains de seigle ergoté dans un bouillon ; le succès fut complet : quelques minutes après avoir pris cette substance, les douleurs devinrent très-fortes et amenèrent un enfant bien portant.

En 1832, Mme J..... est enceinte pour la troisième fois. Cette grossesse ainsi que les précédentes n'offre rien de particulier. Le 5 juin, dans la nuit, elle éprouve les premières douleurs de l'enfantement. A huit heures du matin j'arrive auprès de la malade ; le toucher m'apprend que tout se passe bien, et qu'il ne manque que des contractions un peu fortes pour achever l'accouchement. Je propose à Mme J..... de prendre vingt-cinq grains de seigle ergoté, afin de hâter sa délivrance, mais elle refuse d'abord mon remède. Elle motive son refus sur ce qu'une bonne femme lui aurait dit que cette substance était très-pernicieuse à la santé. A dix heures elle éprouve de l'embarras dans la tête, vue trouble, extension convulsive des mains ; la tête du fœtus est descendue très-bas dans l'excavation du ba sin. A dix heures et quelques minutes, je fais prendre vingt-cinq grains de seigle ergoté; l'ingestion du remède est bientôt suivie de douleurs plus fortes qui amènent en quelques minutes une grosse fille. Tous les accidents nerveux disparaissent immédiatement après l'accouchement : rien d'anormal dans la suite.

Je pourrais donner avec tous ses détails un autre fait qui a quelque rapport avec les précédents; mais, voulant réduire ce travail autant que possible, je me bornerai à en donner l'analyse suivante.

Mme H....., d'un tempérament sanguin, grande et bien constituée, au moment où elle allait accoucher de son second enfant, fut prise de convulsions si violentes, que je la crus un instant en danger de périr d'apoplexie. Pendant que j'envoyai chercher mon excellent confrère et ami M. le docteur Répiquet, ancien chirurgien-major de l'hospice de l'Antiquaille, je pratiquai une large saignée au bras qui calma un peu les accidents. Le forceps était dans l'eau tiède tout prêt à être appliqué en cas de nouvelles convulsions, mais sur ces entrefaites, vingt grains de seigle ergoté sont administrés; bientôt après, deux fortes douleurs amènent un enfant mâle bien portant, et tous les symptômes de congestion cérébrale disparaissent complètement.

Je fournis ces seules observations sur des cas

de convulsions qui ont été modifiées ou prévenues par l'emploi du seigle ergoté. Déjà plusieurs praticiens distingués ont donné des faits qui ont avec les précédents beaucoup d'analogie. Parmi ces médecins, nous citerons M. Waterhouse, qui réussit à faire cesser presque à l'instant des convulsions avec une dose de seigle ergoté. MM. Michell, Brinckle et Roche ont publié des faits à peu près semblables, et leur manière de voir, relativement à son action dans cette circonstance, est en tout conforme à la nôtre, c'est-à-dire que le remède opère une véritable révulsion sur la matrice. Ce n'est pas lorsque les douleurs sont vives que les convulsions surviennent, mais bien lorsqu'elles sont lentes et se prolongent indéfiniment; c'est alors, dis-je, qu'elles agacent les nerfs, si je puis me servir de cette expression, et vont porter le trouble dans le système nerveux et menacer les jours de la malade, si l'homme de l'art ne vient promptement à son secours.

Emploi du seigle ergoté contre les coliques.

Les coliques sont très-rares chez les femmes qui en sont à un premier accouchement, parce que la matrice n'a pas encore été affaiblie dans sa contractilité organique, et peut se débarrasser, sans beaucoup d'efforts, des caillots qui se sont formés dans sa cavité. Mais dans les parturitions subséquentes, ces coliques deviennent quelquefois très-douloureuses et durent avec beaucoup d'intensité, ordinairement jusqu'à ce que la congestion laiteuse se soit faite : souvent elles se prolongent même au-delà de cette période, et, à chaque nouvel accouchement, elles deviennent plus pénibles, parce que la matrice a, je le répète, perdu de plus en plus de son énergie. Le seigle ergoté agit sur ce viscère en excitant sa vitalité ; c'est d'après cette théorie qu'on peut expliquer la diminution des coliques qui suit son emploi, ainsi que le prouveront les observations suivantes. Toutefois ces coliques sont assez vives immédiatement après l'accouchement chez les femmes qui ont pris ce médicament; mais on verra que ces coliques sont de très-courte durée et semblent n'avoir lieu que pour ramener la matrice sur elle-même et vider ce qu'elle contient encore de sang et de caillots.

28e OBSERVATION.

Le 4 janvier 1835, Mme V....., âgée de trente ans, d'une basse stature, d'un tempérament lymphatique, déjà mère de quatre enfants dont trois vivants, éprouve dans la matinée les premières douleurs de l'enfantement. Ces douleurs augmentent peu jusqu'au lendemain à trois heures du soir, qu'elles semblent acquérir un peu plus d'intensité. Pour lors je suis appelé, et arrivé auprès de la malade, le toucher m'apprend que les douleurs agissent faiblement sur le col utérin; cependant il y a déjà une dilatation plus grande qu'une pièce de cinq francs. Mme V..... me dit qu'on m'a fait appeler contre son avis, qu'elle sait bien par ce qu'elle éprouve actuellement qu'elle n'accouchera pas avant demain matin et que cet accouchement comme les précédents durera quarante-huit heures.

A quatre heures, je fais administrer trente grains de seigle ergoté dans une tasse de bouillon. A quatre heures et demie les douleurs sont presque continuelles, et à cinq heures et quart Mme V..... met au monde un gros garçon bien portant.

Une circonstance qui doit être notée, c'est que Mme V..... éprouvait à la suite de ses autres accouchements, pendant trois ou quatre jours, des coliques excessives; cette fois elles n'ont été vives que pendant quelques heures après l'accouchement pour expulser sans doute les caillots contenus dans la cavité utérine. Dans la suite, elle n'en a presque plus ressenti.

29° OBSERVATION.

Mme H....., qui figure déjà dans ce mémoire à la suite de la 27me observation, enceinte pour la cinquième fois, prend des douleurs dans la nuit du 19 décembre 1834. A six heures du matin on me fait appeler. Arrivé auprès de la malade, le toucher m'apprend que l'enfant s'engage par les pieds avec une anse très-longue du cordon ombilical. Enfin, les douleurs étant devenues très-fortes et très-expulsives, après quinze minutes d'un travail soutenu, Mme H..... met au monde un enfant asphyxié qui est bientôt rappelé à la vie.

Quelques instants après la sortie du placenta, Mme H..... éprouve de violentes douleurs de coliques. Craignant une hémorrhagie interne, pour m'en assurer, j'introduis la main dans le vagin et j'amène quelques caillots. Après cette manœuvre, les douleurs persistent et s'étendent à l'anus; trente grains de seigle ergoté sont administrés, et demi-heure plus tard les coliques ont presque entièrement cessé.

Le cinquième jour de l'accouchement, Mme H... se trouve dans un état très-satisfaisant, et se félicite de son bien-être : bien-être dont elle a été privée dans les autres accouchements intermédiaires du premier à ce dernier.

30e OBSERVATION

Mme M..... a toujours eu d'heureux accouchements et qui se sont terminés après un travail de courte durée. Enceinte pour la troisième fois, elle éprouve les premières douleurs de l'enfantement dans la matinée du 31 mai 1836. Les eaux se sont écoulées dans la nuit ; les douleurs ne reviennent qu'après de longs intervalles ; enfin cet état de choses dure jusqu'au 2 juin. Rappelé dans la matinée de ce jour-là, j'apprends par le toucher que le col est à peine dilaté pour permettre l'entrée de trois doigts : les douleurs sont peu vives et très-éloignées ; un écoulement sanguinolent a lieu par la vulve. A sept heures et demie, je fais passer trente grains de seigle ergoté dans une demi-tasse d'eau tiède sucrée, et à neuf heures un enfant bien portant est expulsé.

Dans notre conversation avec la patiente, elle m'exprime la crainte qu'elle a des coliques qui, dit-elle, sont aussi fatigantes, pendant trois jours, que les douleurs de l'enfantement. Le lendemain, à ma visite, j'apprends à ma grande satisfaction que les douleurs de coliques sont très-légères. Elles n'ont été un peu vives que pendant quelques heures après l'accouchement, et ont amené une assez grande quantité de caillots de sang.

Rien d'anormal dans la suite.

—

31e OBSERVATION.

Mme B....., âgée de trente ans, mère de six enfants, est enceinte pour la septième fois. Ses six
premiers accouchements avaient toujours été
prompts et heureux : deux fois, arrivant auprès
d'elle, je trouvai les enfants faits. Le 11 octobre
1833, dans la soirée, le mari vient me chercher,
et aussitôt nous nous rendons auprès de son
épouse; nous étions inquiets chemin faisant de
trouver l'accouchement terminé. Il était huit
heures et demie lorsque nous arrivâmes auprès
de Mme B...... Le toucher m'apprit que le col
utérin était mou; il présentait une très-grande
dilatation; les douleurs étaient faibles et de
courte durée. A quatre heures du matin, pas
de changement; les douleurs, au contraire,
étaient devenues moindres : cet état de choses
me parut décidément dépendre de l'inertie
de la matrice. A quatre heures et quart, je
fais administrer trente grains de seigle ergoté
dans un bouillon; vingt-cinq minutes après l'ingestion du remède, une douleur forte et longue
fait considérablement avancer la tête de l'enfant;
enfin une seconde douleur, succédant bientôt à

celle-ci, amène un enfant à terme bien portant; le placenta est facilement extrait. Mme B..... a éprouvé beaucoup moins de coliques que dans ses couches précédentes. Du reste, tout s'est passé naturellement dans la suite.

—

Hystérie intermittente, avec délire maniaque, sans fièvre, causée par une portion de placenta rete-nue dans la matrice, guérie par l'usage du seigle ergoté.

52e OBSERVATION.

Une femme de vingt-quatre ans, enceinte pour la première fois, au bout de trois jours et trois nuits de douleurs lentes, accouche d'un enfant mort-né. Après quelques heures d'attente, l'ac-coucheur exerce des tractions sur le placenta l'amène en partie. Les moyens ordinaires sont prescrits; les couches, jusqu'au dixième jour, se passent comme dans l'état ordinaire. Dans la nuit du dixième au onzième jour, la malade se plaint d'une boule qui remonte du bas-ventre à la gorge et l'étouffe; au même instant, elle perd la raison et veut se sauver de son lit et de chez elle. Le mari, peu fortuné, la fait conduire à la salle Montazet (chambres payantes de l'Hôtel-

Dieu). A notre visite du matin, elle avait repris la raison, mais elle redoutait le retour de la boule qui l'avait tant fait souffrir. En effet, dans la nuit suivante elle prit un nouvel accès tellement fort, qu'il fut impossible à la sœur veilleuse, aidée de quelques malades, de la retenir; elle se sauva dans les salles voisines, et ce ne fut qu'à la chute de son accès qu'on put la ramener dans son lit.

Ayant, dans la journée, pris quelques renseignements auprès du médecin qui l'avait accouchée, je supposai que les phénomènes hystériques et céphalalgiques pouvaient être déterminés par un restant de placenta dans la matrice ; ce qui me fortifia de plus en plus dans cette opinion, c'est l'espèce de perte sanguino-purulente exhalant une odeur fétide que j'avais observée.

En arrivant le lendemain matin, j'apprends l'histoire de ce qui s'est passé la nuit. Uue infusion de trente grains de seigle ergoté est administrée. Deux heures après, la malade prend de fortes coliques et rend un assez gros morceau de placenta à moitié putréfié. Nous prescrivons le bon bouillon, l'infusion de feuilles d'oranger, une potion calmante, un cataplasme sur le ventre, des injections détersives, et quatre jours après la malade sort guérie de l'hôpital.

Imminence de métro-péritonite déterminée par la présence du placenta dans la matrice, guérie par l'infusion de seigle ergoté.

33e OBSERVATION.

Une fille, âgée de vingt-sept ans, s'avorte au quatrième mois de sa grossesse; elle se rend chez une sage-femme, où elle accouche d'un embryon déjà putréfié. L'arrière-faix reste dans la matrice, malgré tout ce que peut faire la femme instruite qui la soignait.

Le huitième jour des couches, on fait apporter cette malade dans nos salles à l'Hôtel-Dieu. Le pouls était faible et lent, le ventre ballonné et sensible dans les hypocondres et à l'hypogastre, les excrétions n'étaient point arrêtées, mais les lochies, qui étaient toujours abondantes, répandaient une odeur d'une fétidité extraordinaire. La sage-femme avait fait prendre plusieurs doses de poudre de seigle ergoté, d'après l'avis d'un médecin qu'elle avait consulté ; la malade l'avait vomi chaque fois. Nous prescrivîmes de suite l'infusion de cette substance à la dose de vingt-quatre grains dans six à huit onces d'eau, et édulcorées avec le sirop de guimauve ; six heures après, cette dose n'ayant produit que de faibles coliques, on lui en administra une seconde ; et,

dans la soirée, les douleurs étant devenues pres-
santes, elle rendit le placenta.

Depuis cet instant, le ventre s'affaissa et cessa
d'être douloureux. Quelques soins, et surtout du
bon bouillon et du vin de Bordeaux, l'ont rétablie
promptement (1).

———

34e OBSERVATION.

Mme L....., âgée de vingt-huit ans, enceinte
de cinq mois environ pour la troisième fois,
éprouve spontanément, dans les derniers jours
de mars 1834, un écoulement d'eau par le vagin
qui n'est accompagné d'aucun malaise; après cet
écoulement une métrorrhagie considérable a
lieu. Appelé pour ce dernier accident, je conseille
le repos, des boissons astringentes et des potions
styptiques; la perte diminue d'intensité. Les mouvements du fœtus ne sont plus perçus; on en
conclut qu'il est mort.

Cet état dure quinze jours environ. Le 13
avril des douleurs expulsives se font sentir, et
dans l'après-midi le fœtus est rendu seul. Les

(1) C'est à mon frère Levrat aîné, ancien médecin de
l'Hôtel-Dieu de Lyon, que je dois ces deux observations. Elles m'ont paru d'un intérêt réel, et dignes de
figurer dans mon Mémoire.

5..

secondines demeurent dans l'utérus, et un suintement d'une très-grande puanteur a lieu par le vagin. Des injections fréquentes sont pratiquées avec une décoction de mauve miellée. La congestion laiteuse se fait sur les seins comme dans les cas ordinaires. Le 17 le placenta est toujours retenu; cette rétention inquiète la malade. Ce jour-là je prescris la potion suivante :

PR. Eau de mélisse......... 3 onces.
  — de Fleur d'oranger.. 1 once.
  Sirop de violette........ 1 once.
  Seigle ergoté........... 30 grains.

Prenez toutes les demi-heures une cuillerée à bouche; après avoir pris quelques cuillerées de cette potion, des contractions utérines se font sentir, et bientôt après le placenta est expulsé en totalité. A dater de cette expulsion, la malade va de mieux en mieux, et son rétablissement est décidé.

Ces trois observations prouvent de quel secours peut être le seigle ergoté dans les cas de rétention du placenta dans la matrice. Cet avantage est d'une haute importance, quand on réfléchit aux accidents graves qui peuvent être le résultat de cette rétention trop prolongée.

De l'emploi du seigle ergoté contre la métrorrhagie avant, pendant et après l'accouchement.

35e OBSERVATION.

Mme de B...., âgée de trente ans, haute stature, tempérament sanguin-lymphatique, bonne santé habituelle, est mère de deux enfants vivants ; au soixante-quinzième jour d'une troisième grossesse, elle éprouve sans cause connue une métrorrhagie très-considérable. Cet accident ne s'accompagnant pas d'autres phénomènes étrangers aux pertes périodiques de la femme, si ce n'est par sa durée et son abondance, elle ne s'en inquiète guère d'abord. Dès lors aussi toute idée de grossesse est détruite. Cette hémorrhagie continue forte ou faible pendant trois mois et demi environ. Après ce laps de temps, les accidents paraissant sévir avec plus d'intensité et ces forces s'affaiblissant beaucoup, Mme de B.... vient me consulter dans mon cabinet le 6 février 1836. A cette époque la perte est presque continuelle ; les seins sont affaissés; il y a toux et de fréquentes dyspnées, surtout lorsque la malade s'expose au grand air et gravit un plan incliné. La malade se plaint en outre d'une tumeur qui est mobile dans l'abdomen. Ayant exploré cette dernière cavité, je reconnus que cette tumeur était indubitablement

formée par le développement de la matrice ; je
ne pratiquai point le toucher. Je conseillai une
tisane de fleurs, de bouillon blanc et d'ortie
blanche adoucie avec du sirop de gomme arabique, et trois prises par jour, formulées comme ci-
après : seigle ergoté 1 gros 1/2, en poudre impalpable, divisé en six prises égales. La première de
ces prises provoque, vingt minutes après avoir
été ingérée, une violente colique qui ne cesse
qu'après l'expulsion d'un énorme caillot. Dès
lors il n'y a plus ou presque plus de perte. Deux
prises sont encore administrées, à huit heures de
distance. Dans la nuit du 6 au 7, de véritables
douleurs d'enfantement se déclarent, et à quatre
heures du matin Mme de B.... accouche d'un
fœtus mort-né, du terme de six mois environ.
Ayant examiné le placenta, je reconnus qu'il
était décollé dans une très-grande étendue.
Maintenant, doit-on attribuer à l'action du seigle
ergoté cet accouchement prématuré? Je ne le
pense pas ; le fœtus m'a paru mort dans le sein
de la mère depuis plusieurs jours. Cette opinion
est déduite de l'état de ramollissement dans lequel il était ; en second lieu, lorsque le fœtus
n'est pas mort avant le travail qui doit l'expulser,
presque toujours parvenu à ce terme, et même
à une période moins avancée, il est amené
vivant.

En supposant que le seigle ergoté ait provoqué

l'expulsion du fœtus, la conduite du médecin dans cette circonstance est encore rationnelle. Le décollement du placenta par lequel s'opérait l'hémorrhagie était très-considérable, et il était à craindre que cette hémorrhagie, après avoir épuisé le peu de forces de la malade, ne l'eût ensuite fait périr.

Le remède obstétrical, en activant les contractions utérines que la nature avait sans doute décidées, a fait cesser l'hémorrhagie, en exerçant une compression presque permanente sur le point du décollement, et a hâté la sortie du fœtus dont la putréfaction pouvait augmenter l'inertie de la matrice.

—

36ᵉ OBSERVATION.

Mᵐᵉ C....., enceinte d'un primipare, est accouchée le 18 décembre 1854 d'un enfant bien portant; tout s'est ensuite passé naturellement. Ce n'est qu'au 13 janvier suivant qu'une métrorrhagie des plus formidables se manifeste dans le milieu du jour. La sage-femme qui avait fait cet accouchement est appelée de nouveau et conseille des boissons astringentes et styptiques. L'hémorrhagie cesse pour reparaître le lendemain, à peu près à la même heure et avec la même intensité. Elle cesse encore pour revenir le troisième jour, et cette fois il y a une syncope qui dure quelques minutes. Le mari, effrayé de la position de son épouse, me fait appeler. Lorsque j'arrivai, la perte et la syncope avaient cessé; mais la femme offre une animie de la peau très-remarquable. La prostration des forces est extrême. Je prescris incontinent un gros et demi de seigle ergoté, en six prises égales; en prendre une toutes les quatre heures, étendue dans une tasse de tisane de racine de grande cousoude et de réglisse. La malade éprouve, après avoir ingéré les deux premières prises, quelques borborigmes et quelques légères coliques dans la région de la matrice et un léger suintement séro-sanguinolent par le vagin, phénomène qui n'existait pas après les autres pertes. Les coliques hypogastriques et le suintement vaginal sont une preuve de plus en faveur de l'action du seigle ergoté. C'est au moment où cet agent thérapeutique exerce son influence sur la contractilité organique de l'utérus que les coliques ont lieu. Elles diminuent bientôt lorsque la cavité se vide du produit d'une exhalation anormale qu'elle contenait encore.

L'hémorrhagie ne reparut pas; le quatrième jour, on réduisit la dose du seigle ergoté à une prise, matin et soir, pour être bientôt abandonné tout-à-fait à la douzième prise.

Mᵐᵉ C..... est soumise à un régime analeptique doux et tempérant. L'estomac étant devenu
paresseux, je conseille l'usage de l'eau douce de
Séltz aux repas avec un peu de vin. Sous l'influence de ces moyens, la santé de Mᵐᵉ C.....
s'est parfaitement rétablie.

37ᵉ OBSERVATION.

Mᵐᵉ B........, âgée de vingt-un ans, d'un tempérament lymphatique-sanguin, peu colorée,
est enceinte pour la première fois; sa grossesse a
été des plus heureuses. Dans la nuit du 23 au 24
septembre 1835, elle ressent les premières douleurs de l'enfantement, et à deux heures du matin elle met au monde un bel enfant. Le placenta
est extrait avec la plus grande facilité; quelques
minutes après la sortie des secondines, la malade se plaint de douleurs dans les lombes et dans
le vagin. Le ventre exploré, la matrice offre un
énorme globe qui s'étend au-dessus du nombril ;
cet état de choses s'accompagne, bien entendu,
d'imminence de syncope, d'un grand malaise et
d'une grande propension au sommeil. Je m'en-
pressai de débarrasser la matrice d'une prodigieuse quantité de caillots qui s'étendait de
l'intérieur de la cavité de ce viscère jusqu'à la

vulve ; pendant cette opération, des linges trempés dans l'oxycrat étaient appliqués sur le bas-ventre. La matrice parut un instant se contracter et les accidents s'amender ; mais bientôt après la même scène reparut avec plus d'intensité, et m'obligea de porter de nouveau la main dans les voies génitales. Attribuant cette hémorrhagie interne au défaut de contraction de l'utérus, je fais prendre trente grains de seigle ergoté dans un peu d'eau sucrée, et, quinze minutes après, de légères coliques annoncent l'action du remède sur l'utérus. Dès lors le pouls devient régulier, et tous les symptômes si redoutables qui accompagnent cette hémorrhagie disparaissent.

38e OBSERVATION.

Mme C....., âgée de trente-trois ans, d'un tempérament sanguin, mère de neuf enfants, dont sept vivants, est accouchée dans le courant d'octobre 1834, et tout s'est passé naturellement ; congestion laiteuse et lochies. Au bout de vingt-cinq jours, une perte sanguine par la vulve a lieu et est assez considérable pour légitimer le rappel du médecin. Ne voulant pas arrêter cette évacuation trop brusquement, je conseillai seulement à Mme C..... des boissons tempérantes et acidules, et le repos. Ces moyens, secondés d'un régime convenable, font sensiblement diminuer la perte. Il ne reste plus qu'un suintement sanguinolent par le vagin. Quelques jours se passent dans cet état, après quoi l'écoulement devient plus abondant, et s'accompagne d'un sentiment de pesanteur et de douleurs dans la région lombaire et dans l'hypogastre ; les forces s'affaiblissent, et la malade perd sont teint qui est habituellement coloré. Les moyens précédemment indiqués sont repris avec plus de persévérance, sans amener de changement notable dans l'état de la malade. Le 20 novembre je fais la prescription suivante :

1° Tisane avec une once de racine de grande cousoude et un bâton de réglisse pour une pinte d'eau.

2° Seigle ergoté en poudre impalpable quatrevingt grains, sucre blanc, *q. s. f. s. a.*, six prises égales, en prendre trois par jour étendues chaque fois dans une petite tasse de la tisane ordinaire. Les trois premières prises ont suffi pour faire cesser la perte, et les douleurs de l'hypogastre et des lombes ont beaucoup diminué. Cette amélioration inattendue nous décide à réduire le nombre des prises à deux le second jour et à une le troisième. La santé paraissant être en voie de rétablissement, on abandonne l'usage dn seigle ergoté, on se borne à un régime tempérant.

Le 30 novembre 1834 Mme C..... va très-bien et sent ses forces revenir,

Nul doute que le cas précédent ne soit une hémorrhagie dépendante du défaut de la contractilité organique de l'utérus ; c'est en agissant sur le tissu même de cet organe que le seigle ergoté fait cesser l'hémorrhagie qui n'était ici qu'une véritable exhalation passive, due à l'inertie des vaisseaux capillaires de la surface muqueuse de la matrice.

39e OBSERVATION.

Le 20 juillet 1835, Mme B..... mit au monde, dans un deuxième accouchement, un enfant bien portant après quelques heures de douleurs très-fortes. Tout se passa naturellement pendant les sept jours qui suivirent cette parturition. Le 26 au matin, après une vive émotion, elle éprouva une hémorrhagie interne des plus formidables qui s'accompagna de quelques légères défaillances. Rappelé auprès de cette dame je conseillai des applications froides sur l'hypogastre et sur la vulve, et une potion styptique dans laquelle entrait un demi-gros d'extrait de ratanhia, et pour

boisson une décoction de grande cousoude édulcorée avec le sirop de limon. Ces moyens suivis
pendant huit heures n'ayant pas amené d'amélioration, je prescrivis dans la soirée une prise de
vingt-cinq grains de seigle ergoté en poudre.
L'ingestion de ce remède fut suivie de la cessation
de tous les accidents sus énoncés, et quelques
morceaux de fibrines furent rendus par le vagin.

Le lendemain la malade allait très-bien. Cet
état satisfaisant s'est soutenu les jours suivants
et Mme B..... a seulement, vu la grande quantité
de sang qu'elle a perdu, conservé un peu de faiblesse pendant quelque temps.

40e OBSERVATION.

Mme N...., âgée de trente-six ans environ, d'un
tempérament lymphatique, a mis au monde trois
enfants, produit de trois accouchements très-
naturels; elle est enceinte pour la quatrième fois.
Arrivée au terme de sa grossesse, elle ressent,
dans la nuit du 6 septembre 1835, les premières
douleurs de l'enfantement qui bientôt amènent à
bon port un gros garçon. Tout se passe ensuite
naturellement pendant quinze jours. A la fin
de ce laps de temps une métrorrhagie assez
abondante se manifeste; on y prête peu d'atten-

tion, on la croit une conséquence nécessaire de l'accouchement. Cependant, comme cette hémorrhagie va toujours en augmentant, au bout de de dix jours je suis prié de revoir cette dame, auprès de laquelle j'avais cessé mes visites. Je la trouvai pâle et très-affaiblie, et, après m'être plaint de ce qu'on avait attendu si long-temps avant de me rappeler, je conseillai les moyens suivants : tisane avec une once de grande cousoude sur un litre d'eau, à prendre par tasses sucrées, matin et soir une prise de celle ci-après, étendue dans une tasse de tisane : prenez seigle ergoté 1 gros en poudre impalpable et divisé en quatre prises égales.

A la deuxième prise il n'est plus question de perte utérine ; les quatre prises sont néanmoins administrées afin de consolider la guérison ; un régime analeptique doux est venu compléter le rétablissement de Mme N...... Ce fait prouve d'une manière bien claire l'action prompte du seigle ergoté sur la contractilité organique de l'utérus. Les accoucheurs savent du reste que presque toujours ces sortes d'hémorrhagies dépendent de l'état de lexité et d'inertie dans lequel est plongée bien souvent la matrice après l'accouchement.

Les observations suivantes viendront fortifier de plus en plus cette opinion.

41ᵉ OBSERVATION.

Mᵐᵉ J.... a eu des pertes utérines après toutes
ses couches. Enceinte de son septième enfant,
elle ressent les premières douleurs de l'enfantement dans la soirée du 25 octobre. Arrivé à huit
heures auprès de la malade, je prescris aussitôt
vingt-cinq grains de seigle ergoté. Je reconnais
au toucher une dilatation du col utérin assez
grande, et toutes les apparences sont pour une
prompte délivrance; en effet, à neuf heures une
fille énorme voit le jour. Le placenta est extrait
avec la plus grande facilité, mais quelques minutes après la délivrance, Mᵐᵉ J.... se plaint de
douleurs lombaires très-aiguës. Le ventre exploré, la matrice me paraît s'être contractée;
enfin, les douleurs augmentant toujours, je me
décide à porter la main dans le vagin que je trouvai rempli par une prodigieuse quantité de caillots de sang. Je les amenai au dehors. Cette
manœuvre fit cesser les douleurs lombaires. Il
n'y a pas eu de syncope. Tout s'est passé ensuite
comme dans les cas ordinaires.

Cette observation montre tout à la fois la prédisposition que cette dame a aux hémorrhagies
utérines et l'efficacité du seigle ergoté contre
cette prédisposition; seulement il est permis de
croire que, si Mᵐᵉ J...... redevenait enceinte, il

conviendrait de doubler la dose de cette substance afin de rendre plus énergiques et plus
promptes les contractions de l'utérus après l'accouchement.

—

42ᵉ OBSERVATION.

Mᵐᵉ J......, âgée de trente-deux ans, d'un
tempérament lymphatique, blonde, bien constituée, le 30 avril 1830, accouche pour la septième
fois d'une petite fille. Dans ses trois derniers
accouchements précédents, elle a failli périr
de métrorrhagies internes survenues chaque fois
immédiatement après la sortie de l'enfant. Le 30
avril 1830, au matin, des douleurs faibles, mais
assez rapprochées, me font présumer que l'accouchement aura lieu dans la journée. Pendant
huit heures, les douleurs n'augmentant pas d'intensité, j'en accuse l'inertie de la matrice; cette
circonstance et le souvenir des hémorrhagies qui
ont eu lieu après les accouchements précédents,
me font craindre un accident semblable après celui
que je dirige actuellement. Espérant, tout à la
fois, hâter le travail et prévenir une hémorrhagie secondaire, à trois heures après midi je fais
passer quinze grains de seigle ergoté, et puis une
prise égale à la première à trois heures et demie.

A quatre heures les douleurs sont plus fortes et plus longues; néanmoins, l'accouchement n'est terminé qu'à cinq heures et demie. J'ai été obligé de pratiquer l'extraction artificielle du placenta. Tout s'est passé ensuite naturellement, à la grande satisfaction de tous les parents de la malade, et de cette dernière surtout qui craignait de succomber à une nouvelle hémorrhagie.

43ᵉ OBSERVATION.

Mme R......, âgée de vingt-six ans environ, tempérament bilioso-nerveux, est à sa quatrième grossesse; les trois précédentes se sont terminées par des accouchements prompts et heureux. Parvenue au terme de celle-ci, elle éprouve spontanément par le vagin une perte de sang assez considérable. Appelé pour cet accident, lorsque j'arrivai la perte était arrêtée, et Mme R...... me dit n'éprouver aucun malaise. A huit heures du soir, c'est-à-dire douze heures après cette perte, les douleurs de l'enfantement se font sentir; le col utérin se dilate, il y a toujours un peu de perte; je crains une adhérence du placenta sur cet orifice. Les douleurs durent jusqu'à quatre heures du lendemain matin sans avoir avancé le travail, et la métrorrhagie a faiblement augmenté.

Alors le col présentait à peine une dilatation de la grandeur d'un écu de six francs. J'attribue cette lenteur à l'inertie de la matrice, attendu que dans ses autres accouchements Mme R...... avait été très-habile. Tout concourt à fortifier cette opinion : bonne conformation du bassin, la tête engagée par la première position, etc. etc.

A quatre heures et demie j'administre dans un léger bouillon dégraissé vingt grains de seigle ergoté ; quinze minutes après l'ingestion du re-mède les douleurs deviennent très-fortes, et à cinq heures et demie Mme R...... enfante d'un gros garçon bien portant. La suite comme dans les cas ordinaires.

44e OBSERVATION.

Mme D....., âgée de quarante ans, d'un tempé-rament sanguin, est enceinte pour la quatorzième fois. Toutes les grossesses précédentes ont été heureuses et se sont terminées par une prompte délivrance ; cette dernière grossesse a été pénible et a nécessité beaucoup de soins et une saignée au bras.

Le 1er mars 1835, les premières douleurs de l'enfantement se font sentir, elles sont légères. A sept heures, les eaux s'écoulent et les douleurs cessent presque entièrement. Le jour suivant dans la soirée elles reparaissent et provoquent chaque fois la sortie d'une assez grande quantité d'eau, contenant quelques caillots de sang. A dix heures on donne une prise de trente grains de seigle ergoté; vingt-cinq minutes après, les douleurs deviennent plus longues et sont plus rapprochées.

Au toucher, je sens la tête engagée dans le détroit supérieur; la perte est moindre.

A dix heures trois quarts, une seconde prise égale à la première est administrée. A deux heures après minuit, les douleurs, qui avaient paru plus énergiques, sont interrompues par des vomissements; cet accident a probablement détruit en partie l'action du seigle ergoté ; quoi qu'il en soit il n'y a plus d'hémorrhagie utérine. A quatre heures les douleurs reparaissent et en quelques instants un enfant bien portant voit le jour.

45e OBSERVATION.

Mme L....., âgée de vingt-six ans environ, d'un tempérament lymphatique, déjà mère de deux enfants, avait eu, dans ses deux premiers accouchements, immédiatement après la sortie du fœtus, une métrorrhagie qui, au dire de la malade, avait fait craindre pour ses jours. Appelé pour diriger le troisième accouchement, et instruit de ce qui s'était passé à la suite des parturitions antérieures, l'emploi du seigle ergoté me parut dès lors bien indiqué. Quelques instants avant la fin présumée du travail, je fis prendre vingt grains de cette substance ; bientôt après, l'accouchement eut lieu naturellement, et la métrorrhagie ne revint pas cette fois.

Deux ans plus tard, Mme L..... redevient enceinte pour la quatrième fois. Arrivée au terme de sa grossesse, l'enfant se présente dans la première position par la tête ; et après quatre heures de fortes douleurs, Mme L..... met au monde une très-grosse fille bien constituée. Nous avions omis volontairement l'emploi du seigle ergoté, pensant que les dispositions de Mme L.... aux hémorrhagies utérines avaient sans doute disparu ; nos prévisions étaient mal fondées. Une heure s'était à peine écoulée depuis l'accouchement, lorsque, rentré chez moi, un commissionnaire vint m'annoncer que Mme L..... avait des lipothymies. M'étant rendu en toute hâte auprès de la malade, je reconnus aussitôt que cet état de choses dépendait d'une perte interne : le gonflement de l'abdomen ne me laissa pas le moindre doute à cet égard. Je portai aussitôt la main dans les voies génitales et les trouvai, ainsi que la cavité utérine, encombrées de caillots de sang. Pendant que je déblayai ces parties, des applications froides étaient faites sur la région hypogastrique. Sous l'influence de ces moyens réunis, les accidents cessèrent. Tout s'est passé ensuite naturellement.

Je le demande maintenant : Est-il possible que des raisonnements, quelque captieux qu'ils soient, puissent détruire la confiance accordée à un médicament, quand elle repose sur de semblables faits? Ce dernier surtout est péremptoire en faveur de la propriété hémostatique du seigle ergoté administré un peu avant l'accouchement.

46ᵉ OBSERVATION.

Mᵐᵉ P....., âgée de trente-trois ans, d'un tempérament sanguin, est mère de trois enfants. Son premier accouchement fut très-laborieux. Dans les suivants, le travail marcha naturellement ; mais aussitôt après la sortie du délivré, une métrorrhagie formidable menaça chaque fois les jours de cette dame ; au troisième accouchement surtout, je la crus un instant dans une situation désespérée, par suite de la quantité de sang qu'elle venait de perdre. L'application des réfrigérants sur le ventre, une potion avec l'extrait de ratanhia et l'éther sulfurique, quelques cuillerées à café d'une liqueur alcoholique douce (eau de noix), rétablirent enfin l'équilibre de la circulation, et cette bonne et intéressante mère fut arrachée ainsi des bras de la mort,

J'avoue bien sincèrement que je ne souhaitais plus que Mme P..... devînt enceinte une quatrième fois. Souhaits inutiles! l'année suivante elle vient me prier de diriger son quatrième accouchement. Sa grossesse est, comme les précédentes, accompagnée de légers malaises.

Le 17 décembre 1830, Mme P..... commence à ressentir les premières douleurs de l'enfantement. Le 18, à midi, elle me fait appeler et me dit que depuis quatre heures du matin les douleurs sont devenues plus longues et plus fortes. Par le toucher, je reconnais que le col utérin offre une dilatation grande comme un écu de six francs ; étant resté auprès de Mme P..... jusqu'à une heure, je m'aperçois que les douleurs, quoique longues et fréquentes, sont peu expulsives. Cet état me paraissant dépendre de l'inertie de la matrice, je fais administrer, dans un mélange d'eau et de vin sucré, vingt grains de seigle ergoté réduit en poudre; vingt minutes environ après l'ingestion du remède, les douleurs sont plus fortes, et à une heure et demie Mme P..... met au monde une grosse fille bien portante. Le placenta est immédiatement extrait, et la matrice revient bientôt sur elle-même;

les coliques qui accompagnent ordinairement
les lochies sont très-supportables ; en un mot,
Mme P...., jouit d'un bien-être tout-à-fait satisfaisant comparativement à ses trois autres couches.

47e OBSERVATION.

Mme D......, âgée de vingt-cinq ans, d'un tempérament lymphatique-sanguin fortement pro-
noncé, primipare, éprouve le 4 août 1831 les
premières douleurs de l'enfantement. Appelé
vingt-quatre heures après, on me dit que les
douleurs n'avaient pas cessé ; je trouvai le col de
l'utérus un peu dilaté, mais cet organe ne jouissait
que d'une légère contractilité. Une heure après
mon arrivée, je rompis la poche des eaux, espérant achever par là la dilatation de l'orifice ;
pourtant ce ne fut qu'au bout de deux heures
que Mme D........ mit au monde un enfant mâle.
J'attendais depuis dix minutes la sortie du placenta, quand tout-à-coup la malade s'évanouit,
et je me sentis la main qui tenait le cordon inon-
dée de sang. Je procédai immédiatement à la
délivrance artificielle, et trouvai le placenta
adhérent au bas-fond de la matrice. Je l'amenai
en entier.

La malade reprit connaissance pendant l'extraction du placenta, et se trouva tout-à-fait bien après. La matrice se contractant légèrement, je crus n'avoir plus à craindre d'accidents ultérieurs. Il n'en fut pas ainsi ; quelques minutes après, une défaillance se manifesta. Je l'attribuai à la perte de sang assez considérable survenue après la sortie du fœtus et avant la délivrance, et avec d'autant plus de raison que la malade me disait ne rien perdre. Je fis inutilement respirer des acides aidés de frictions avec le vinaigre et l'alcohol. Je portai la main sur le globe utérin que je ne trouvai pas contracté ; me méfiant alors d'une hémorrhagie interne, je pénétrai dans la matrice : elle était remplie de caillots que j'amenai au dehors. Le pouls reprit un peu de consistance. Je fis couvrir le ventre de linges froids renouvelés fréquemment ; j'exprimai dans l'intérieur de l'organe le suc d'un citron ; je l'irritai avec la main et avec de vives frictions à l'extérieur : rien ne put réveiller sa contractilité. Les hémorrhagies se répétèrent pendant une heure et de cinq minutes en cinq minutes, ce qui nécessitait de nouvelles manœuvres pour débarrasser la matrice du sang dont elle s'emplissait. Fatigué de l'inutilité du moyen que j'employais, et voyant les forces de la malade près de s'éteindre, je prescrivis une potion dans laquelle je fis mettre trente grains de seigle ergoté , et la donnai en trois fois de cinq en cinq minutes ; dès la première prise , quelques tranchées se firent sentir , et j'aperçus quelques contractions dans l'utérus. Dès ce moment aussi , les hémorrhagies s'arrêtèrent , le pouls reprit un peu de forces, et demi-heure après l'administration du remède je pus quitter la malade. On me dit le lendemain que quelques caillots étaient encore sortis , mais qu'il n'y avait pas eu de syncope comme dans les premières pertes. Cet accouchement n'a pas été suivi d'autres accidents, seulement la convalescence a été extrêmement longue (1).

—

48e OBSERVATION.

Mme F..... , âgée de vingt-cinq ans . au bout de quelques années de mariage devient mère, après un accouchement naturel et très-heureux. Deux ans plus tard, elle redevient enceinte, et son second accouchement est en tout semblable au premier. Mais le vingtième jour de ses couches, ayant repris ses occupations accoutumées, Mme F.... éprouva spontanément une perte

(1) Je dois cette observation à l'obligeance de M. Charpy, médecin, qui exerce aujourd'hui à Caluire avec beaucoup de succès.

énorme de sang par le vagin qui donna lieu à d'effrayantes lipothymies, que les personnes qui entouraient la malade prirent pour une crise de nerfs. Appelé quelques instants après cet accident, et ayant interrogé la malade, mon diagnostic fut bientôt établi. Je prescrivis des boissons astringentes et réputées styptiques, conjointement avec le repos et l'application de linge trempé dans l'oxycrat sur l'hypogastre. Le lendemain, la perte, moindre à la vérité, continue toujours, et fait craindre de nouvelles défaillances ; lorsque la perte devient plus abondante, la malade ressent dans le ventre des mouvements pénibles qu'elle rapporte à la matrice. J'ordonne un gros de seigle ergoté, divisé en douze prises, pour être administrées d'heure en heure. Le jour suivant, cessation de l'hémorrhagie et des mouvements de l'utérus. Le seigle ergoté est réduit à six prises par jour. Le quatrième jour, l'hémorrhagie reparaît légèrement dans la soirée ; même traitement. Le cinquième jour, on abandonne le remède ; guérison.

J'ai accouché depuis Mme F..... d'un troisième enfant ; mais malgré la marche régulière du travail, je lui donnai trente grains de seigle ergoté, afin de m'opposer à l'hémorrhagie. Les suites de cet accouchement ayant été des plus heureuses, elles ont légitimé ma conduite.

*De l'emploi du seigle ergoté contre la ménorrhagie
et les aberrations du flux menstruel.*

49e OBSERVATION.

Mme B......, âgée de vingt-cinq ans, déjà mère
d'un enfant, d'un tempérament nervoso-sanguin,
éprouve sans cause connue une perte utérine qui
dure depuis un mois et qui a résisté aux styptiques ordinaires, conseillés par un médecin du
quartier qu'elle habite (les Brotteaux). Au bout
de ce laps de temps, la ménorrhagie allant toujours de mal en pis et la malade étant très-affaiblie, elle s'inquiète, congédie son médecin et me
fait prier de lui donner des soins. La perte, quoique peu abondante alors, était continuelle et mi-
nait lentement les forces de cette malade. Les
boissons acidulées déjà mises en usage sont con-
tinuées et je prescris en outre un gros de seigle
ergoté en poudre, divisé en six prises égales, à
prendre trois par jour. Le soir même du jour de
l'emploi de ce remède, la perte a déjà sensiblement diminué. Le lendemain, même traitement
et amélioration progressive. Le troisième jour, un
gros de seigle ergoté en huit prises qui sont administrées aussi au nombre de trois par jour. Le cinquième jour, céssation de l'hémorrhagie; tisane

de grande cousoude et de réglisse; retour à la santé.

50ᵉ OBSERVATION.

Mᵐᵉ T....., âgée de trente-huit ans, d'un tempérament sanguin-nerveux, mère de plusieurs enfants, habituellement bien réglée, éprouve, dans le courant de mai 1836, une évacuation mensuelle plus considérable qu'à l'ordinaire; ce flux se prolonge bien au-delà du laps de temps qu'il a coutume de durer à chaque période. Ce flux allait encore au douzième jour lorsque Mᵐᵉ T..... vint me consulter; ses forces alors étaient dans une prostration extrême et son teint très-pâle; les fonctions digestives participaient à cet état de malaise. Voici les moyens que j'indiquai : tisane de racine de grande cousoude édulcorée avec le sirop de coings ; une prise matin et soir de celles ci-après : seigle ergoté en poudre très-fine, un gros, sucre de lait q. s. ; mêlez et faites quatre prises égales. A la quatrième prise la ménorrhagie ayant entièrement cessé, le remède est dès lors abandonné. Les règles ont reparu le mois suivant comme par le passé, c'est-à-dire naturellement, et depuis Mᵐᵉ T..... a continué à se bien porter.

51ᵉ OBSERVATION.

Mme F....., âgée de quarante-cinq ans, d'un
tempérament nerveux-sanguin, mère de plusieurs
enfants, apprend, le 29 avril 1833, la mort de
l'un d'eux qui était encore en nourrice, et éprouve
à l'instant même divers malaises qui bientôt s'accompagnent d'une ménorrhagie des plus formidables. Le 2 mai, je vois la malade : sa perte est
toujours très-forte et lui cause des défaillances
fréquentes toutes les fois qu'elle veut essayer de
se lever. Je reconnais au toucher que le col de
l'utérus est dans son état normal ; dès lors j'envi-
sage cette perte comme absolument accidentelle
et le résultat d'une vive émotion de l'ame. C'est
d'après ce diagnostic que je prescris les moyens
suivants : 1° tisane de racine de grande cousoude
édulcorée avec le sirop de limon ; 2° toutes les
quatre heures dix grains de seigle ergoté mêlés
à un peu de sucre de lait. Le lendemain, la perte
est réduite à un simple suintement sanguinolent
par le vagin. Douze prises du même remède de
cinq grains chacune sont prescrites pour être
données d'heure en heure. Le troisième jour la
perte a cessé. Six prises seulement dans la journée, régime doux et tempérant ; quelques quarts
de tasse de bouillon de viandes froid, dans lequel

on exprime quelques gouttes d'acide citrique. Le quatrième jour, convalescence.

Ici, ressort dans tout son jour l'influence que les émotions tristes exercent sur certains organes : chez la femme, c'est toujours l'utérus sur lequel elles vont se réfléchir; tandis que, chez l'homme, c'est sur le centre épigastrique, c'est-à-dire sur l'estomac qu'elles vont aboutir. Chez les premières, les maladies organiques de l'utérus terminent souvent la vie, et les seconds succombent fréquemment à des maladies chroniques des voies gastriques et à celles du pylore. Les femmes présentent de rares exemples de ces dernières affections, et lorsqu'on les rencontre chez elles, elles sont presque toujours secondaires aux maladies chroniques de l'utérus.

52e OBSERVATION.

Mme B.........., âgée de vingt-huit ans, d'un tempérament sanguin, mère de trois enfants bien portants, est accouchée du troisième il y a environ cinquante jours. Cet accouchement a été, comme les précédents, naturel. Les lochies ont flué comme dans les cas ordinaires, mais une légère hémorrhagie par le vagin n'a cessé de paraître depuis l'accouchement, et aujourd'hui cette perte, quelque légère qu'elle soit, ne laisse pas que de causer quelques craintes, vu l'état de faiblesse dans lequel elle a mis cette malade. Rappelé auprès d'elle, car j'avais été son accoucheur, je prescris trois prises par jour de quinze grains chacune de seigle ergoté en poudre, et une tisane composée d'une once de racine de grande cousoude et d'un bâton de réglisse pour un litre d'eau. A la cinquième prise, qui est administrée le lendemain à midi, il n'y a plus ou presque plus de perte. La malade se sent plus de vigueur.

L'amélioration se soutient les troisième, quatrième et cinquième jour, et le sixième, la malade allant toujours de mieux en mieux, on ne donne plus que deux prises par jour; une douleur sourde qu'elle éprouvait dans la région hypogastrique a également disparu. Le dixième jour, 27 décembre 1834, la convalescence étant confirmée, on renonce au seigle ergoté.

La malade, en avalant la première prise de seigle ergoté, crut prendre une poudre purgative et alla copieusement trois ou quatre fois à la selle. Cette particularité me rappela l'anecdote assez plaisante, racontée par le célèbre Zimmermann, d'un paysan de la Souabe, auquel ce médecin avait conseillé un purgatif; en lui remettant son ordonnance, il lui dit : Tiens, tu avaleras cela demain matin, et le benin malade, ayant avalé le petit papier, en fut largement purgé. Ces

deux faits prouvent combien est grande l'influence de l'imagination sur certaines fonctions
organiques.

⁂

53ᵉ OBSERVATION.

Mᵐᵉ G....., âgée de trente ans, petite taille,
d'un tempérament lymphatique, boiteuse à la
suite d'une luxation spontanée du fémur qu'elle
a eue dans son enfance, après des peines morales occasionnées par la perte d'un fils unique
qu'elle chérissait, éprouve différents malaises
et de fréquentes irrégularités de la menstruation. Ces malaises se compliquent quelquefois d'hémorrhagies utérines et d'un trouble
remarquable du côté du centre de la circulation ; le cœur offre des mouvements tumul-
tueux très-fatigants. Dans le courant de février
1833, des pertes plus considérables ont lieu et
vont jusqu'à faire craindre pour les jours de
la malade. L'extrait de ratanhia tant vanté par
le docteur Hurtado, et beaucoup d'autres agents
appartenant à la classe des styptiques tant vantés aussi contre ces flux sanguins immodérés,
combinés avec les opiacés et les agents réputés
sédatifs de la circulation, tels que l'eau de lau-
rier-cerise, la digitale, etc., sont inutilement

opposés à cet état compliqué de plusieurs phénomènes. Tous ces moyens, dis-je, ayant échoué,
sur la fin de février je conseille trois prises de
dix grains chacune de seigle ergoté pour être
données dans la journée de quatre en quatre
heures. Après l'ingestion de ces trois prises, la
perte a beaucoup diminué. Le même remède est
encore continué à la même dose pendant cinq
jours, et après ce laps de temps, les accidents qui
avaient nécessité son usage ayant disparu, on
l'abandonne. Un régime doux et analeptique
a achevé le rétablissement de Mme Q....., et
depuis cette époque, ses règles ont reparu
régulièrement à chaque époque comme par le
passé.

54e OBSERVATION.

Mme V....., âgée de vingt-deux ans, d'un tempérament très-sanguin, jouissant habituellement
d'une bonne santé, eut une hémorrhagie nasale
il y a environ deux ans qui l'affaiblit considérablement, et qui ne céda qu'à l'usage soutenu des
moyens auxquels on a recours en pareil cas, tels
que l'application de la glace sur le front, à la
nuque, la moutarde sur les cuisses, les bains
synapisés, les boissons acidulées, et enfin le

7

tamponnement. Cette année , 1833 , au commencement d'avril, nouvelle hémorrhagie nasale qui coïncide avec l'évacuation menstruelle. Ces deux hémorrhagies sont également excessives ; cependant elles ont de longs intervalles d'interruption. Au bout de quatre jours de cet état de choses, la prostration des forces est extrême ; la perte est toujours considérable , ainsi que l'épistaxis , et la malade craint pour ses jours. Invité à donner mes soins à Mᵐᵉ V....., je conseille l'orangeade et trois prises par jour , de douze grains chacune, de seigle ergoté en poudre. Le soir même du jour où ce traitement est commencé, c'est-à-dire à la troisième prise, les hémorragies avaient cessé. Le même remède est continué pendant deux jours, et le 12 avril Mᵐᵉ V..... était tout-à-fait rétablie à un peu de faiblesse près.

—

55ᵉ OBSERVATION.

Mᵐᵉ C....., âgée de quarante ans environ , d'un tempérament sanguin, habituellement bien réglée, mère de plusieurs enfants, après des fatigues corporelles et des peines morales occasionnées par une maladie longue à laquelle son mari a succombé, éprouve des pertes utérines qui duraient depuis un mois, lorsque dans le courant de septembre 1836 elle vint me consulter. Jusqu'alors, elle avait inutilement fait usage de boissons acidulées et réputées styptiques. Je lui conseillai le seigle ergoté en poudre, à la dose de quarante-cinq grains par jour divisés en trois prises égales. Chaque prise est administrée dans un peu de tisane qui se compose d'une décoction de racine de grande cousoude bue par tasses édulcorées avec du sirop de coings. Il y avait à peine vingt-quatre heures que ce traitement était suivi, que déjà la perte utérine avait cessé. Le même traitement est continué pendant quelques jours ; le seigle ergoté à dose décroissante, jusqu'au cinquième jour. L'hémorragie ne paraissant plus, on renonce au seigle ergoté. Depuis cette époque, Mme C..... a joui d'une bonne santé, et ses règles ont reparu aux époques accoutumées, comme dans l'état normal.

56e OBSERVATION.

Mme V...., âgée de trente-sept ans, d'un tempérament nervoso-sanguin, voit régulièrement ses règles tous les mois. Au mois de janvier 1835, elles manquent de paraître pour la première fois, l'état de grossesse excepté. L'absence de cette évacuation périodique s'accompagnant de quelques malaises équivoques appartenant quelquefois à la grossesse, Mme V..... se croit enceinte. Cet état dure jusqu'aux premiers jours d'avril qu'elle est prise spontanément d'une perte considérable qui fait croire à un avortement. Les caillots soigneusement examinés pendant plusieurs jours, on n'y aperçoit aucune trace d'embryon. Le 16 avril, la perte allait toujours et les forces de la malade étaient dans une débilité extrême. Depuis quelques jours des boissons acidulées et styptiques avaient vainement été mises en usage. Le 17, je prescris quarante-cinq grains de seigle ergoté en trois prises égales, à prendre une prise le matin, une à midi, et une le soir, étendues chaque fois dans une tasse de tisane ordinaire faite avec la racine de grande cousoude et la réglisse. Le 18, il n'y a plus qu'un léger suintement séro-sanguinolent. La prescription du 17 est réitérée. Le 19, la perte est tout-à-fait arrêtée ; la malade se sent plus de vigueur. Elle se plaint seulement d'un mal de tête, symptôme qui, comme l'on sait, suit assez ordinairement les grandes hémorrhagies et qui est presque toujours soulagé par de fortes infusions de valériane sauvage.

La malade est mise à un régime analeptique doux et tempérant, qu'elle suit exclusivement jusqu'à son entier rétablissement.

57ᵉ OBSERVATION.

Mme M......, âgée de trente-six ans, d'un tempérament lymphatique, habituellement bien réglée, à la suite des événements d'avril, eut ses règles pendant une quinzaine de jours. Quelques boissons acidulées et un régime tempérant firent cesser pour quelques jours seulement cette perte, mais au bout de huit jours elle revint plus forte encore, avec des douleurs lombaires excessives; de temps en temps Mme M...... rendait d'énormes caillots de sang : cet état l'avait beaucoup affaiblie et lui donnait des craintes sérieuses. Tous les styptiques tant vantés autrefois avaient été mis en usage sans aucun avantage, lorsque le 1ᵉʳ juillet 1834 je prescrivis la potion suivante :

> Pr. Eau de plantain.......... 3 onces;
> Eau de roses.............. 3 onces;
> Seigle ergoté............ 40 grains;
> Sirop de limon........... 1 once,

à prendre par cuillerée à bouche tous les quarts-d'heure. La potion n'était pas achevée que déjà il n'était plus question de l'hémorrhagie. On éloigne les intervalles pour l'usage de la potion, et bientôt on ne la donne que par cuillerée, de loin en loin. On continue le remède pendant quatre jours, après quoi les lavements émollients, une décoction de racine de grande cousoude et le régime ont fait le reste. Le 10 juillet 1834, Mme M...... allait très-bien.

58e OBSERVATION.

Mme A......, âgée de trente-huit ans, d'un tempérament sanguin, éprouve un retard de menstruation de trois mois environ, pendant lequel se montrent des signes équivoques de grossesse. Sur la fin d'octobre 1834, elle éprouve une perte considérable dans laquelle on ne rencontre aucune trace d'embryon. L'hémorrhagie étant très-abondante, on est obligé, pour la modérer, d'avoir recours à l'emploi de boissons astringentes et à quelques potions styptiques dans lesquelles ont fait entrer l'extrait de ratanhia et l'eau de Rabel. Ces moyens n'ont qu'un succès incomplet. Au bout de huit jours leur action est non-seulement nulle, mais la perte augmente beaucoup. Le 9 novembre, consulté de nouveau, je conseille le traitement suivant : Prenez seigle ergoté 80 grains, réduit en poudre impalpable, sucre blanc *q. s.*, mêlez bien ensemble et divisez en six prises égales. En prendre trois par jour (matin, midi et soir), étendues chaque fois dans une tasse d'une tisane faite avec une once de racine de grande cousoude et un bâton de réglisse.

Le lendemain il n'est plus question de perte. Six prises sont encore administrées. Les jours suivants on en donne une seulement le matin à jeun, puis ce remède est tout-à-fait supprimé le quatrième jour.

Le 30 décembre 1834, Mme A...... continue à jouir d'une bonne santé, et a eu ses règles comme par le passé.

—

59e OBSERVATION.

Mme V....., âgée de trente ans, d'un tempérament sanguin-lymphatique, éprouve spontanément dans les premiers jours de décembre 1836 un écoulement sanguin considérable par le vagin. Ayant pris cette perte pour des règles un peu plus abondantes, elle s'en inquiète d'abord fort peu ; mais cette hémorrhagie se prolongeant jusqu'aux premiers jours de janvier 1837, et ses forces diminuant beaucoup, elle me fait prier de venir la visiter. Je trouvai cette malade pâle et très-affaissée. Elle m'apprend que sa perte s'accompagne de douleurs assez fatigantes dans la région lombaire et dans la cuisse droite, avec une constipation opiniâtre depuis plusieurs jours. La malade n'a point voulu me laisser pratiquer le toucher. Je conseillai les moyens suivants : tisane de racine de guimauve et de grande cousoude, édulcorée avec le sirop préparé avec cette dernière racine, trois prises de quinze grains chacune de seigle ergoté en poudre, et des demi-lavements émollients miellés. A ma seconde visite, qui eut lieu le lendemain, j'appris avec beaucoup de satisfaction que la perte avait entièrement cessé. On ne donne que deux prises ce jour-là, le troisième jour on n'en donne qu'une, et on continue ainsi jusqu'au huitième. Arrivé à ce jour, les douleurs lombaires ont disparu avec la perte, toutefois il reste encore un peu de douleur dans le haut de la cuisse droite. La tisane et le régime sont seuls continués encore quelque temps.

J'avoue que, chez cette malade, les douleurs lombaires qu'elle éprouvait, la pâleur de son teint et la quantité de sang qu'elle perdait me firent craindre l'existence d'une affection organique de l'utérus, affection que je ne pus constater par le toucher, ainsi que je l'ai dit plus haut; enfin le traitement a détruit toutes mes craintes, et je n'ai eu heureusement qu'à combattre un engorgement de la matrice, sans doute secondaire à une légère métrite ; c'est en réveillant la contractilité organique de ce viscère que le seigle ergoté a été utile chez cette malade.

60ᵉ OBSERVATION.

Mᵐᵉ G.., âgée de vingt-deux ans, d'un tempérament lymphatique, primipare, est accouchée
heureusement le 9 janvier 1837. Les lochies
ont flué les premiers jours après cet accouchement comme dans les cas ordinaires; elle
nourrit son enfant. Un suintement sanguinolent
n'a cessé d'avoir lieu par la vulve depuis la fin
de la période ordinaire des lochies, mais au
bout d'un mois cette hémorrhagie acquiert beaucoup d'intensité. Une douleur pondérante rap-
portée à la région lombaire l'accompagne; prise
d'abord pour le retour du flux menstruel, on s'en
inquiète peu. Mais au bout de quelques jours, cet
écoulement et les douleurs lombaires augmentant encore, je suis prié de voir la malade. Après
l'avoir interrogée, je n'ai plus de doute sur le caractère de cette hémorrhagie; je l'attribue à l'existence d'une légère métrite qui a empêché ce viscère de revenir sur lui-même. Je prescris l'eau
de riz édulcorée avec du sirop de coings, un régime très-doux, quelques lavements émollients,
et matin et soir une prise de dix grains de seigle
ergoté en poudre. Après trois jours de ce traitement, les symptômes se sont légèrement amen-
dés; mais, peu satisfait de mon traitement, je
substitue à la poudre d'ergot la potion suivante :

prenez quarante-huit grains de seigle ergoté concassé, faites bouillir dans sept onces d'eau, passez et édulcorez avec une once de sirop simple,
à prendre dans l'intervalle de deux heures et en
quatre doses égales. Le lendemain il n'y a plus
d'hémorrhagie. La même potion est réitérée trois
jours de suite et administrée de la même manière,
après quoi, la malade allant très-bien, je cesse
mes visites.

61e OBSERVATION.

Mlle ....., domestique chez M. L...., âgée de
quarante-sept ans, d'un tempérament sanguin,
a été rarement malade; depuis un an environ,
elle éprouve divers malaises qu'elle attribue au
dérangement de ses règles qui, jusqu'à cette
époque, avaient flué très-régulièrement. Il y
avait trois ou quatre mois qu'elle n'avait rien
aperçu, lorsqu'un peu de suintement sanguinolent s'échappe pendant vingt-quatre heures par
le vagin et s'accompagne de douleurs lombaires
et hypogastriques des plus vives. Ces douleurs
subsistent après la cessation du flux sanguinolent avec lequel elles ont paru. Des boissons
adoucissantes et anodines sont employées sans
succès pendant deux ou trois jours. Alors je
prescris un gros de seigle ergoté en décoction

dans sept onces d'eau édulcorée avec un once de sirop simple à prendre en deux jours et en six doses. Amélioration sensible après avoir pris quelques doses du remède ; enfin, plus de dou-leurs au bout de quarante heures. Une seconde potion absolument semblable est encore admi-nistrée de la même manière, afin de consolider la guérison. J'avoue qu'ici l'action du remède a dépassé toutes mes espérances.

Parmi les observations précédentes, il en est qui sont très-propres à faire ressortir les avanta-ges qu'on peut retirer de l'usage du seigle ergoté dans certaines hémorrhagies avec engorgement spongieux de la matrice. Ces engorgements ont été signalés avec beaucoup de détails dans le Traité des maladies organiques de la matrice, de M. le docteur Duparcque. Ce médecin distingué les a combattus avec beaucoup de succès par le seigle ergoté. Souvent, à l'époque de l'âge criti-que, les règles fluent peu, quoique la conges-tion se fasse régulièrement comme par le passé. Les congestions semblent alors n'avoir lieu que pour influencer d'une manière fâcheuse un or-gane que la nature condamnera avant peu au repos ; et de là naissent des engorgements sur un viscère qui bientôt, dis-je, sera nul dans les actes de la vie. Ces sortes d'engorgements, pas-sant à l'état chronique, forment les prodromes maladies graves auxquelles les femmes succombent très-souvent. Je pense que, dans ce cas, le seigle ergoté peut être utile en réveillant la vitalité de cet organe.

62e OBSERVATION.

Leucorrhée avec métrite.

Mme B.-D....., âgée de vingt-huit ans, d'un tempérament nerveux, mit au monde, dans un accouchement très-heureux, un enfant qui a aujourd'hui cinq ans. Enceinte deux fois depuis, ses grossesses se sont terminées par des avortements spontanés de quatre à cinq mois de terme. Des fleurs blanches très-abondantes ont suivi ces deux accidents. Le régime, quelques boissons astringentes, et des injections d'eau très-saturée d'acétate de plomb cristallisé, sont les seuls moyens qu'on a mis en usage contre ce flux pathologique, et cela presque sans succès.

Dans les premiers jours de janvier 1837, Mme B.-D..., immédiatement à l'issue de ses règles, qui ont moins flué que de coutume, éprouve de violentes douleurs lombaires et hypogastriques accompagnées d'un écoulement d'un fluide lactescent par le vagin, et d'une douleur légère lors de l'émission des urines.

La saignée générale, des sangsues aux aines au nombre de douze, une tisane de guimauve et de graines de lin nitrée et édulcorée avec le sirop d'orgeat, des cataplasmes sur le bas-ventre , et des lavements émollients , sont les moyens conseillés. L'état général est un peu amélioré sous l'influence de ces moyens qui sont suivis pendant une quinzaine de jours; mais les douleurs lombaires et hypogastriques n'ont presque pas diminué d'intensité; la leucorrhée est toujours très-considérable. La tisane seule du traitement ci-dessus est continuée, et matin et soir je fais prendre dans une tasse de tisane dix-huit grains de seigle ergoté, et pour le soir un demi-lavement émollient, avec huit gouttes de laudanum liquide de Sydenham. Au deuxième jour de ce nouveau traitement, au matin, les fleurs blanches ont beaucoup diminué, et les douleurs lombaires et hypogastriques sont à peine senties; le troisième jour, mêmes moyens et amélioration progressive. Cependant, afin de hâter la résolution de l'irritation métro-vaginale, je prescris des injections avec une décoction de racine de guimauve et de têtes de pavots légèrement aiguisée par quelques gouttes de sous-acétate de plomb. Le quatrième, point ou presque point de leucorrhée; les douleurs hypogastro-lombaires ont tout-à-fait disparu. Une seule prise par jour de dix-huit grains. Le cinquième , *idem* pour tout. Le sixième , la malade allant très-bien , après lui avoir conseillé de continuer encore quelques jours l'usage de ces prises , je cesse de la visiter.

J'ai dit au commencement de ce travail que j'avais rarement administré le seigle ergoté dans les cas de sécrétions pathologiques des voies génito-urétrales des deux sexes. Chez l'homme, mes tentatives n'avaient point amené de résultat avantageux ; chez la femme, je n'ai guère été plus heureux ; cependant le fait précédent est bien propre à m'encourager à de nouveaux essais. Déjà plusieurs médecins, et notamment M. le docteur Bazzoni, ont fourni des observations de leucorrhée guérie par l'usage du seigle ergoté. Les observations du docteur Bazzoni, au nombre de huit, sont rapportées dans le beau Traité des travaux thérapeutiques anciens et modernes de M. Bayle.

De l'emploi du seigle ergoté contre quelques hémor-
rhagies communes aux deux sexes.

63ᵉ OBSERVATION.

Hémoptysie.

M. G....., d'un tempérament nerveux, âgé de trente-cinq ans, très-adonné à la débauche qu'il porte souvent jusqu'à l'ivresse, éprouva, dans le courant de 1834, une hémoptysie très-consi-dérable qui, bien que traitée fort légèrement, disparut néanmoins momentanément. Au bout de quelque temps, nouveau crachement de sang plus abondant que le premier. Ces alternatives de mieux et de pire durent ainsi pendant quel-ques mois. Dans ces intervalles d'amélioration, le malade se livrant à ses habitudes d'ivresse, celles-ci ramènent l'hémorragie bronchique. Dans la matinée du 6 décembre de la même année, M. G..... vomit et crache abondamment du sang. Appelé seulement pour cette nouvelle rechute, je prescris la potion suivante :

Pʀ. Eau distillée de laitue,	5 onces.
— de roses,	1 once.
Sirop de limon,	1 once et 1/2.
Seigle ergoté,	80 grains.

Mêlez, à prendre le quart de suite, et le reste , par cuillerée , toutes les demi-heures. L'état de faiblesse et de maigreur dans lequel je trouvai ce malade me fit rejeter la saignée. Le lendemain 7, à ma visite du matin , j'apprends, à ma grande satisfaction, qu'après avoir pris les premières doses de cette potion le malade n'avait plus ou presque plus craché de sang pur. Dans la nuit suivante, l'expectoration n'amène plus que quelques crachats pourris. Une seconde potion est prescrite pour être administrée par cuillerée d'heure en heure.

Le 8 , le malade, ayant reçu des visites qui l'ont mis dans le cas de beaucoup parler , a de nouveau expectoré dans la soirée du sang très-vermeil , toutefois en petite quantité. Le silence le plus absolu est recommandé ; on continue la potion.

Le 9 , les crachats ne contiennent pas de sang. L'état du pouls me détermine à faire une application de six sangsues à la marge de l'anus , dont les piqûres saignent copieusement.

La potion précédemment indiquée est reprise ou abandonnée, suivant que l'hémoptysie paraît ou disparaît. Enfin, au 25 décembre 1834, M. G..... allant très-bien , le traitement est réduit à une tisane d'escargots gommée, boisson à laquelle il est soumis depuis long-temps, à quelques cuillerées par jour du sirop de Tolu, et à un régime doux.

Une circonstance qui doit être indiquée, c'est qu'un léger flux hémorrhoïdal est survenu en même temps que l'amélioration.

Malheureusement, ces espérances d'un succès se sont bientôt évanouies. Ce malade s'est livré, comme par le passé, aux excès de la boisson, et une pneumonie mortelle s'est déclarée. Au mois de juillet 1835, c'est-à-dire un an environ après avoir été en pleine convalescence de son hémoptysie, il a succombé à tous les symptômes d'une désorganisation des poumons. Pendant toute la durée de cette rechute, M. G..... a eu de rares crachements de sang, et, lorsqu'ils devenaient trop copieux, il les arrêtait toujours avec la potion de seigle ergoté. J'ai la conviction qu'il a dû à ce moyen la prolongation de son existence.

———

64e OBSERVATION.

Hémoptysie.

Mme P....., âgée de quarante-deux ans, d'un tempérament lymphatique, habituellement bien réglée, n'a jamais eu d'enfants. Depuis quelques mois, elle s'aperçoit que ses règles fluent moins qu'à l'ordinaire ; en même temps elle ressent quelques malaises du côté de la poitrine, et une toux assez fatigante ; les crachats que cette dernière amène sont parfois striés ; il y a un peu d'oppression surtout lorsque la malade gravit un plan incliné ; du reste , peu de troubles du côté des fonctions digestives. Au bout de deux mois , dans les premiers jours de janvier 1837 , tous les matins Mme P..... crache du sang en abondance ; cette expectoration est en moindre quantité dans le courant de la journée. Appelé le 10 janvier , quatrième jour de cet état de choses, je conseille la tisane de fleurs de mauve et de bouillon blanc édulcorée avec le sirop de gomme arabique , et tous les soirs une des prises dont la formule suit :

PR. Extrait thébaïque,
—— de belladonna , } aa 2 grains.
Seigle ergoté en poudre fine , 1/2 gros.
Sucre de lait, *quant. suf.*
Six prises égales.

Le 11 au matin , il y a moins de crachats sanguinolents. Je décide la malade à se laisser pratiquer une saignée au bras , moyen qu'elle avait refusé la veille. La même médication est continuée. Le 12 , les crachats étant encore rouges et assez abondants , surtout le matin , je fais prendre , dans un intervalle de vingt-quatre heures , la potion suivante : Prenez seigle ergoté concassé, un gros ; faites bouillir dans sept onces d'eau, passez et édulcorez avec sirop simple , 1 once.

Le 13, les crachats sont à peine rouges. Le 14, il n'est plus question de sang dans les crachats ; la même potion est réitérée. Le 16, la malade allant très-bien, je cesse de la voir.

——

65e OBSERVATION.

Hémoptysie.

M. C....., âgé de trente-huit ans environ, d'un tempérament nerveux, éprouva, il y a quelques années, un crachement de sang qui ne céda qu'à de nombreux moyens auxquels on eut recours alors, mais ce traitement dura plusieurs semaines. Depuis cette époque, M. C.... s'est assez bien porté jusqu'au 27 janvier, qu'un nouveau crachement de sang s'est manifesté ; il est abondant et accompagné de beaucoup de toux. Il y avait deux jours que cette hémorrhagie bronchique durait lorsque ce malade me consulta. Il était fort inquiet sur son état ; son teint etait pâle et son pouls petit ; la toux était fatigante, un sentiment de malaise se faisait sentir dans la région diaphragmatique. J'hésitai un instant sur le parti que j'avais à prendre, et la saignée chez un homme déjà affaibli me parut un moyen intempestif et pouvant confirmer cette pensée de Bor-

deu qui a dit que les praticiens qui saignaient
dans les grandes hémorrhagies devaient être
comparés aux écuyers qui, pour faire aller plus
vite un coursier, lui couperaient le jarret. Je lui
ordonnai une potion composée d'un gros de seigle ergoté en décoction dans sept onces d'eau et
édulcorée avec une once de sirop simple, pour
être administrée par cuillerée toutes les demi-
heures, et pour boisson habituelle de l'eau gommée. Le lendemain, le malade va très-bien; les
crachats sanguinolents sont rares et ont tous les
caractères d'une irritation bronchique qui s'é-
teint; ils sont pourris. La même potion est réitérée par cuillerée toutes les trois heures. Le
troisième jour, le bien-être se maintient; les crachats sont muqueux et en tout semblables à ceux
du simple catarrhe. Le traitement est réduit à la
tisane de dattes, jujubes et racine de guimauve
édulcorée avec le sucre candi. Le 4 février suivant, M. C..... est en pleine convalescence et
vient à mon cabinet me remercier des soins que
je lui ai donnés.

66ᵉ OBSERVATION.

Épistaxis.

Mlle V....., âgée de dix-huit ans, bien réglée depuis quelques années, jouissant habituellement d'une bonne santé, éprouve, après quelques légers malaises, dans les premiers jours de janvier 1836, un hémorrhagie nasale qui l'oblige à réclamer mes avis. Considérant cette hémorrhagie comme critique, je me bornai à conseiller des boissons tempérantes, des bains de pieds sinapisés, quelques lavements émollients, et l'application de huit sangsues aux cuisses, afin de suppléer le flux menstruel qui avait été moindre la dernière fois. Tous ces moyens ne font pas cesser l'épistaxis, il reparaît plusieurs fois dans la journée; les applications froides sur le front et à la nuque sont sans résultat avantageux. Au bout de quatre jours, cet état de choses n'ayant pas changé, je prescris un gros et demi de seigle ergoté en poudre, divisé en six prises égales, en prendre trois par jour, matin, midi et soir, étendues dans une tasse de tisane de fleurs de bouillon blanc. Dès le soir du premier jour de l'emploi de ce moyen, plus d'hémorrhagie nasale, et au 22 janvier Mlle V..... était tout-à-fait rétablie.

67e OBSERVATION.

Hématurie.

« M. J. C....., vieillard septuagénaire, fut atta-
qué d'ischurie; après avoir inutilement provoqué
l'émission des urines par des moyens ordinaires,
on eut recours au cathétérisme. Pendant vingt
jours cette opération ne fut ni accompagnée ni
suivie d'aucun accident, mais au bout de ce temps,
quoique l'introduction de la sonde se fît sans dif-
ficulté, elle déterminait un écoulement sanguin
par l'urètre. On y fit peu attention, d'abord dans
l'espoir que l'hémorrhagie s'arrêterait d'elle-
même; mais enfin, voyant que les choses tiraient
en longueur, j'eus recours au seigle ergoté, car,
bien que la cause éloignée du mal fût le contact
de la sonde, je n'en reconnaissais pas moins que
la cause prochaine résidait dans l'orgasme de la
membrane muqueuse de l'urètre et dans l'irritation du système capillaire de cette partie. Dès les
premières doses de seigle ergoté, on put extraire
les urines sans que jamais il parût la moindre
goutte de sang. »

68ᵉ OBSERVATION.

« Un illustre personnage, de douce et doulou-
reuse mémoire, affecté depuis long-temps d'une
maladie de vessie, rendit, dans ses dernières années, du sang mêlé aux urines et aux mucosités
qui s'échappaient avec elles. Cette complication
l'inquiétant plus que tout le reste, il insistait
pour que les médecins le débarrassassent au
moins d'un symptôme effrayant. Ceux-ci, désespérant d'en venir à bout, puisque l'hémorrhagie
provenait d'une lésion organique, étendue et an-
cienne, résolurent pourtant d'essayer le seigle
ergoté, dont l'effet se fit à peine attendre quelques heures. Malheureusement le remède était
impuissant contre la maladie principale, dont
une attaque d'apoplexie précipita la terminaison
funeste (1). »

(1) Ces deux observations d'hématurie sont extraites
de l'ouvrage de M. Bayle, et appartiennent à M. Spajrani,
traduction de M. le docteur Chambeyron.

124

69ᵉ OBSERVATION.

Hématémèse.

M. P....., âgé de soixante-huit ans, d'un tempérament sanguin-nerveux, d'un caractère irasci-
ble, a fait comme officier toutes les campagnes de
la république; il est d'une exaltation remarquable
en matière de politique, mais du reste citoyen
honnête. Il jouit habituellement d'une bonne santé, à l'exception de ce qu'il appelle ses vieilles
douleurs de rhumatisme qu'il a gagnées pendant
ses longs et glorieux services.

Le |15 février 1837, sans cause appréciable, il
éprouve quelques malaises, des frissons, de l'in-
appétence, etc., auxquels il prête peu d'attention. Le 16, ces malaises sont plus grands, et dans
l'après-midi il rejette spontanément par le vomissement, et sans beaucoup d'efforts, une très-
grande quantité de sang noir, il en rend aussi
par les selles, à la suite d'un lavement que le
malade s'était administré afin de faire cesser une
constipation qui durait depuis quelques jours.
J'arrivai quelques instants après l'apparition de
tous ces accidents. Le malade était pâle et rendait encore de temps en temps quelques gorgées
de sang noir à la suite de nausées; le pouls était
fréquent et faible. Je prescrivis une décoction de

grande cousoude édulcorée avec du sirop de coings, et la potion de l'observation nº 65 , à prendre par cuillerée toutes les demi-heures ; mais, comme j'avais désigné le seigle ergoté sous la dénomination latine de *clavus secalinus,* le pharmacien, ne l'ayant pas comprise, mit à la place quelques grains d'extrait d'écorce de grenade.

Le 17 au matin nul changement, si ce n'est un peu plus de faiblesse. Le pharmacien m'ayant fait part de son embarras, la potion est cette fois-ci comme je le désirais. Le 18, le sang ne paraît plus, ni par les voies supérieures, ni par les inférieures. Le 19, *idem* pour tout. Le 20, même potion, l'eau de poulet édulcorée avec le sirop de grande cousoude est substituée à la tisane précédemment indiquée ; lavements émollients légèrement tièdes.

Le 21 *idem.* Le 22, le malade allant tout-à-fait bien, la potion est supprimée. On lui accorde des crèmes d'orge et de riz, et du lait de vache pris au sortir du trayon de l'animal. Le 24, *idem* pour tout ; je cesse mes visites.

Spajrani, Pignacca et Cabini, etc., ont publié des observations d'épistaxis, d'hémoptysie, d'hématémèse et d'hématurie, guéries par l'ergot du seigle; ces observations sont insérées dans l'ouvrage déjà cité de M. Bayle. Je n'ai pu fournir d'observation d'hématurie, ma pratique ne m'ayant offert depuis quelques années aucun cas de cette affection des voies urinaires. Dans toutes ces hémorrhagies je pense que le seigle ergoté agit de la même manière, c'est-à-dire qu'il exerce une action sédative sur le système vasculaire artériel. Nous savons que les médicaments auxquels on accorde la propriété de ralentir les mouvements du cœur, tels que la digitale pourprée, les acétate et sous-acétate de plomb, etc., ont été tour-à-tour conseillés contre ces hémorrhagies.

Quelques médecins, et notamment M. Barbier, ont signalé des succès obtenus dans des cas de paralysies par l'emploi de cette substance. Ce dernier l'a administrée dans deux cas de paraplégie, un seul malade a été guéri. Les deux malades ressentirent, quelques instants après avoir pris ce remède, d'assez fortes secousses dans les extrémités inférieures; l'auteur de ces deux observations pense que cet agent thérapeutique exerce une action stimulante sur la moëlle épinière.

Dawies rapporte deux cas de polypes de la matrice, dont la sortie aurait été provoquée par l'emploi du seigle ergoté. Uu seul cas se termina par la guérison. Dans l'autre, le polype se détachant par lambeaux, et la tumeur augmentant après l'ingestion du remède, on fut obligé d'y renoncer. Dans cette circonstance, la tumeur étant chassée, par les contractions de la matrice, hors de sa cavité, cette tumeur, une fois engagée dans l'orifice utérin, y est sans doute étranglée. On sait que des guérisons semblables ont eu lieu de cette manière, par les seuls efforts de la nature.

M. Macgill, de Hagerstown, cite l'exemple d'une môle hydatique, grosse comme la tête d'un fœtus, laquelle faisait saillie à travers le col utérin, et dont l'expulsion fut opérée par une dose de seigle ergoté.

J'ai eu occasion, dans ma pratique, d'observer un cas à peu près analogue. En voici l'histoire succincte : Mme C......, après quelques mois de mariage, éprouvant une suppression de ses règles, se crut enceinte, mais au bout de quelque temps des pertes successives très-considérables vinrent détruire ses espérances. Les deux médecins de la petite ville qu'elle habitait n'ayant point dissimulé à sa famille leurs craintes sur l'issue de cette position grave, elle fut amenée à

Lyon, et je fus appelé, le 1ᵉʳ février 1833, pour lui donner des soins. Mᵐᵉ C...... éprouvait alors, avec une perte assez forte, des douleurs très-vives dans la région sacro-lombaire, et quelques coliques. Ayant pratiqué le toucher, je rencontrai une masse de chair formée de petites tumeurs dures, dont quelques-unes étaient engagées dans l'orifice utérin; étant parvenu à détacher trois ou quatre de ces tumeurs, je ne doutai plus de la présence d'une môle hydatique dans la matrice. Les pertes que cette malade avait éprouvées depuis plusieurs mois l'avaient jetée dans une très-grande prostration des forces. Je lui fis prendre à midi trente grains de seigle ergoté en poudre dans un peu de bouillon dégraissé, et à deux heures une prise égale à la première fut encore administrée. Après l'ingestion de ces deux prises, les contractions devinrent continuelles et expulsèrent en deux portions une môle très-grosse, qui, vue à quelque distance, avait quelque ressemblance avec une grappe de raisin blanc. Des accidents nerveux étant survenus quelques jours après, ils furent victorieusement combattus par l'usage combiné des anti-spasmodiques et des émollients, intérieurement, en topiques et en injection dans le vagin, etc. Depuis cette époque Mᵐᵉ C...... a mis au monde deux petites filles dans deux accouchements heureux.

M. Beckmann a dit avoir guéri une aménorrhée

avec une faible dose de seigle ergoté. Quant à ce fait, je ne l'indique que comme une vraie anomalie ; car, d'après les idées reçues jusqu'à ce jour au sujet de ce médicament, il n'est pas croyable qu'il recèle de propriété emmémagogue.

J'ai dit, dans les considérations préliminaires de ce travail, que la substance qui nous occupe devait être, comme tous les médicaments tirés de la classe des toxiques, maniée avec discernement. On a cependant vu que, dans les contrées où ont régné les épidémies d'ergotisme, les habitants mangeaient du pain qui contenait un quart et même jusqu'à un tiers d'ergot, et encore, malgré cette énorme quantité, l'épidémie n'atteignait pas toute la population qui se nourrissait de cet aliment délétère ; il fallait sans doute qu'il rencontrât des individus à idiosyncrasies favorables au développement de cette maladie. D'un autre côté, j'ai rapporté qu'un médecin avait administré des doses très-élévées de cette substance, sans avoir causé aucun accident. Enfin, tous ces faits réunis ne peuvent changer mon opinion sur les précautions que l'on doit prendre dans l'emploi thérapeutique de ce médicament ; et, si j'ai proclamé hautement les avantages qu'il est destiné à rendre aux médecins qui voudront l'introduire dans leur pratique, je dois aussi signaler les faits suivants comme bien propres à les tenir en garde contre toute espèce d'abus.

J'ai donné des soins à une femme de Neuville-sur-Saône, pour un cas d'ergotisme survenu après l'emploi d'une dose énorme de seigle ergoté prescrite par une sage-femme imprudente, pour hâter l'accouchement. J'évaluai, d'après les renseignements que je pus obtenir, que la dose ingérée de cette substance devait s'élever à plusieurs gros. Cette malade éprouva, peu de temps après son accouchement, des douleurs excessives dans les extrémités des doigts, que les bains émollients, narcotiques, etc., ne purent calmer, et des engorgements lymphatiques partiels, remarquables surtout dans l'épaisseur des téguments des bras. Cet état, qui dura fort long-temps, se termina par la perte de l'extrémité de quelques doigts. Tous ces phénomènes furent accompagnés d'une surexcitation très-vive des voies gastro-intestinales. Pendant toute la longue durée de ces accidents, les urines déposèrent un sédiment qui ressemblait beaucoup à du fromage blanc. Cette malade a été très-bien guérie, et plusieurs années après elle jouissait toujours d'une excellente santé.

Un fait a été publié dans la *Gazette médicale* (n° de juin 1832) tendant à faire croire que douze grains de seigle ergoté auraient occasionné une gangrène mortelle. Cependant, il est bon de dire que l'auteur de cette observation n'affirme pas qu'on se soit borné à cette dose. Quand on avance des faits d'une aussi grave importance , ils ne devraient pas , ce nous semble , reposer sur des preuves équivoques. Nous devons croire dès lors qu'on ne peut nous préciser la dose du remède ingéré, et qu'elle aura été beaucoup plus forte. Un fait semblable ne mérite aucune confiance ; pour qu'il en fût autrement , il devrait être accompagné de détails plus clairs et plus positifs.

Je regrette qu'un médecin aussi distingué que M. Robert, de Langres, dont le nom figure honorablement dans la science , ait donné des conclusions aussi rigoureuses d'après un fait isolé , et surtout d'après des renseignements tout-à-fait inexacts. Car il est probable qu'on n'aura pas pesé le remède, et que la sage-femme l'aura administré *largâ manu*, comme dans le cas que j'ai rapporté précédemment.

INDICATION

DES DIVERSES PRÉPARATIONS DU SEIGLE ERGOTÉ,
ET DES DOSES AUXQUELLES ON LES ADMINISTRE.

On emploie le seigle ergoté ordinairement depuis dix, douze, quinze, dix-huit, vingt à trente grains à la fois étendus dans un peu de bouillon de viande, de l'eau sucrée, ou du vin étendu d'eau. On réitère ces doses suivant les circonstances, et on peut arriver, par doses ainsi fractionnées, jusqu'à un gros et demi et même deux gros, surtout dans les cas d'inertie de la matrice. On a vu que c'est sous cette forme que j'emploie presque toujours ce médicament.

L'infusion de cette substance, à la dose d'un gros, dans sept onces d'eau édulcorée avec une once de sirop simple qu'on donne par cuillerées plus ou moins rapprochées, suivant la médication qu'on désire obtenir, est encore douée de beaucoup d'activité.

On a préparé un extrait du seigle ergoté qu'on a conseillé pour tous les cas où cette substance est indiquée. La dose est depuis quatre jusqu'à douze ou quinze grains, suivant les cas pour lesquels on y a recours.

On a aussi composé un sirop avec le seigle ergoté qu'on a préconisé contre les blennorrhagies, les blennorrhées, les fleurs blanches, etc. On le donne à la dose d'une once à deux onces par jour ; chaque once doit représenter vingt grains d'ergot. Les essais thérapeutiques que j'ai faits de ces deux dernières préparations ne m'ayant donné aucun résultat satisfaisant, je les ai tout-à-fait abandonnées dans ma pratique.

Enfin, M. Montain, ex-chirurgien en chef de l'hospice de la charité de Lyon, professeur de matière médicale à l'école secondaire de médecine de la même ville, redoutant l'action du seigle ergoté sur l'estomac, conseille de porter, au moyen d'un syphon à injection dont il est l'inventeur, de l'eau tiède très-saturée d'une teinture de sa composition, et qu'il a nommée *teinture sécalique*. En voici la formule :

Pr. Seigle ergoté concassé,   1/2 once.
Alcohol,   4 onces.

Faites macérer pendant quelque temps, filtrez et conservez dans un flacon bien bouché. La dose est d'une ou deux cuillerées pour chaque injection.

Ce praticien distingué, prévoyant sans doute les objections qu'on peut lui faire relativement aux phénomènes d'irritation que le remède peut causer sur les voies génitales, conseille, lorsque cela arrive, de substituer aux injections avec la teinture sécalique celles qu'il a indiquées pour

les accouchements *secs,* lesquelles sont émollien-
tes et huileuses (1).

Voilà tout ce que j'avais à dire sur le seigle
ergoté, envisagé sous le point de vue thérapeutique. On me reprochera peut-être d'avoir été un
peu long ; mais lorsque l'on désire faire triom-
pher un principe dont l'utilité est incontesta-
ble, on doit s'appuyer par des faits bien choisis,
exposés avec autant de clarté que possible, et
surtout avec cette franchise seule capable d'in-
spirer de la confiance au lecteur ; car, sans cette
dernière condition, la médecine ne retirerait
aucun fruit de l'observation.

J'aurais pu cependant grossir encore mon
mémoire d'une foule de faits publiés dans beaucoup de pays. Ce luxe d'érudition n'est pas entré
dans mon plan ; je le répète, j'ai voulu ne donner
presque exclusivement que ceux qui me sont
propres. J'ai l'espoir qu'ils suffiront pour guider
les médecins qui désirent introduire dans leur
pratique l'usage de ce médicament. C'est d'eux
que j'attendrai le jugement de ce que j'ai dit sur
les propriétés thérapeutiques du seigle ergoté.
Si ce jugement m'est favorable, je m'estimerai
heureux d'avoir fait quelque chose dans l'intérêt
de la science et de l'humanité.

(1) *Mémoires de thérapeutique médico-chirurgicale,* par
G. Montain, Paris 1836, *page* 45.

TABLE DES MATIÈRES.